栄養とエピジェネティクス
―食による身体変化と生活習慣病の分子機構―

ネスレ栄養科学会議 監修

小川 佳宏 　加藤 茂明
塩田 邦郎 　中尾 光善
酒井 寿郎 　福岡 秀興
共　著

建帛社
KENPAKUSHA

『栄養とエピジェネティクス』
の刊行に寄せて

"蛙の子は蛙"と言います。親から子，子から孫への遺伝様式は，設計図の遺伝子（DNA）情報が伝達されるからだと考えられてきました。しかし，一卵性双生児（遺伝子はほぼ同じ）でも，身体的特徴，食嗜好性，疾病罹患率，寿命などが異なります。どうしてでしょう。環境要因以外にもこのような生命現象に深くかかわるものがあります。それが"エピジェネティクス"なのです。

2003年，ヒトのゲノムが解読されました。遺伝子（DNA）上の情報が，DNA複製→RNA転写→タンパク質合成→形質発現の経路にしたがって伝達されるというセントラルドグマ仮説が提唱され，形質の変化は遺伝子（DNA）の一次構造の変化で説明されてきました。私達のからだの生命現象が次世代に遺伝するのはDNAの一次配列であると考えられてきました。

ところがどうもそうではなく，形質の決定に関与するのはRNA転写産物であることが最近わかってきました。つまり「DNAからどのようにRNA転写産物ができるか」の過程でDNAの修飾が重要であり，この修飾状態が生命現象の根幹にかかわる"エピジェネティクス"です。これに栄養がかかわっていることも示され始めました。

ネスレ栄養科学国際シンポジウムは，毎年スイスローザンヌで開催されます。2010年10月に，ノーベル賞受賞者を含む世界的科学者が一同に集まり「Nutrition and Epigenetics」（栄養とエピジェネティクス）のシンポジウムが開催されました。これを受けて，ネスレ日本栄養科学会議は2011年5月日本栄養・食糧学会（近藤和雄会頭 お茶の水女子大学）のサテライトシンポジウム「栄養とエピ

ジェネティクス」を行いました．本書の企画・出版を担当された東京医科歯科大学 小川佳宏教授はじめ東京大学 加藤茂明教授，熊本大学 中尾光善教授による講演には約200名を超える聴衆がつめかけ，たいへん熱気を感じました．

　本書では，上記3名の先生方に，この分野の3名の専門家を加え，成書とすることができました．この本では，食生活が身体の健康に関与することはもちろん，次世代，次々世代へ生命を繋ぐ"エピジェネティクス"に密接にかかわる新しいサイエンスを，特に栄養とリンクさせて，やさしく概説してあります．ぜひ，一読をお勧め致します．

　　　2012年3月

ネスレ栄養科学会議
理事長　阿部啓子

はしがき

　栄養環境の変化に応じて生物の身体状況はダイナミックに変化する。これは細胞あるいは組織におけるタンパク質の発現量の調節によるところが大きい。一方，身体の設計図であるゲノムDNAの遺伝情報がRNAに転写されてタンパク質に翻訳される各段階においてさまざまな調節を受けるが，従来，環境変化により誘導される遺伝子発現の変化は転写調節あるいはそれ以降のものと考えられてきた。メンデルの法則を基礎とする遺伝学では，精子あるいは卵子のDNAの遺伝情報は親から子孫に伝達されるが，過栄養や運動不足などの後天的な要因により獲得される形質は子孫に受け継がれないとされており，19世紀に生物進化論学者のラマルクが提唱した獲得形質の遺伝説は20世紀になって否定された。

　近年，親の栄養環境が子孫の肥満や代謝に影響しうることが報告されている。第二次世界大戦中のオランダ飢饉後の疫学調査により，妊娠期の栄養状態が悪い母親が出産した児が成人後にさまざまな生活習慣病を発症しやすいことが明らかにされた。最近では，動物実験により父親の栄養状態も子孫の代謝に影響を与える可能性が示唆されている。ラマルクの獲得形質の遺伝説が再検証されるべき課題として，栄養環境が遺伝子発現の程度やタイミングを制御する仕組み（エピジェネティクス）の重要性が注目されている。

　"エピジェネティクス"には適当な日本語訳がない。エピ（外側）＋ジェネティクス（遺伝学）は，DNAの塩基配列ではなく遺伝子の外側から転写を制御する仕組みを意味する。一方，エピジェネティクスの由来は"後成説（エピジェネシス）"であるという説もある。受精卵の発生分化はあらかじめ完全にプログラムされているのではなく（前成説），さまざまな環境要因により後天的に修飾されるという概念である。いずれも，エピジェネティクスは「遺伝子

配列の変化を伴わない遺伝子発現制御の仕組み」という意味で用いられており，生命現象の多様性や可塑性を説明するキーワードになっている。ゲノムDNAのメチル化やゲノムDNAを細胞核内に折り畳むヒストンの修飾パターンの変化によるクロマチン構造の変化を指すことが多いが，個体発生，クローン動物，多くの慢性疾患や老化の過程において遺伝子配列の変化を伴わずにクロマチン構造の修飾は大きく変化しうる。

　栄養とエピジェネティクスに関する研究は，新しい学問領域であり，過去数年間で目覚ましい進歩が遂げられている。一方，代表的な多因子疾患である生活習慣病は遺伝要因と環境要因の相互作用により発症するため，エピジェネティクス制御が大きく関与すると想定される。エピジェネティクス変異は可逆的であるため，これを元に戻すことにより，特定の疾患にかかりやすい体質を変えることができるかもしれない。

　昨年（2011年）の5月に開催された第65回日本栄養・食糧学会大会におけるネスレ栄養科学会議によるサテライトシンポジウム「栄養とエピジェネティクス」を踏まえて，新しい執筆者にも加わっていただいて本書を企画した。本書では，第一線の研究者により，栄養環境と深く関連する生活習慣病のエピジェネティクス制御に関する最新の知見がわかりやすく紹介されている。

　本書が，異分野の学生や若手研究者がエピジェネティクスに関する研究に興味を持つようになり，新しい研究領域の創生と画期的な医学応用につながることを期待したい。

2012年3月

小川佳宏

目 次

- ●『栄養とエピジェネティクス』の刊行に寄せて ………………………… *i*
- ● はしがき ……………………………………………………………… *iii*

第1章　栄養素に応答するエピジェネティクス制御の分子機構

1. はじめに ………………………………………………………………… *1*
2. 脂溶性ビタミンA，Dによる遺伝子発現制御とエピジェネティクス制御——序論：脂溶性ビタミンA，D ……………………… *2*
3. グルコースによるエピジェネティクス制御 ………………………… *29*
4. おわりに ………………………………………………………………… *33*

第2章　細胞・組織特異転写因子ネットワークとDNAメチル化

1. はじめに ………………………………………………………………… *37*
2. エピジェネティクスとは ……………………………………………… *38*
3. DNAメチル化を特異的に受ける領域 ………………………………… *46*
4. 細胞・組織特異的DNAメチル化領域 ………………………………… *48*
5. 細胞の種類を決定するDNAメチル化プロフィール ………………… *50*
6. エピジェネティクスによる細胞の評価 ……………………………… *54*
7. エピジェネティクスに影響を与えるエピ変異原 …………………… *57*
8. エピゲノム解析 ………………………………………………………… *59*
9. おわりに ………………………………………………………………… *61*

第3章　エピジェネティクス機構による代謝制御と病態

1. はじめに ………………………………………………………………… *63*
2. エピジェネティクスの分子機構 ……………………………………… *63*
3. 代謝・栄養調節のエピジェネティクス ……………………………… *67*

4．Sirt1およびLSD1による代謝エピゲノムの制御 ················· 69
　　5．おわりに ··· 71

第4章　エピゲノム変化と肥満・インスリン抵抗性

　　1．はじめに ··· 75
　　2．遺伝性素因と環境要因 ·· 76
　　3．エピゲノム ··· 77
　　4．肥満・生活習慣病発症におけるエピゲノムの関与 ··········· 80
　　5．核内受容体PPARγのエピゲノミクスを介した脂肪細胞分化
　　　　制御機構 ·· 80
　　6．H3K9のエピゲノム修飾異常マウスは肥満になる ············ 85
　　7．おわりに ··· 87

第5章　胎生期低栄養と生活習慣病素因の形成機序
　　　　　　—成人病胎児期発症(起源)説(FOAD説)の視点から

　　1．生活習慣病の急増 ·· 91
　　2．成人病(生活習慣病)胎児期発症説 ······························· 93
　　3．胎内低栄養での成人病素因の形成機序 ························ 95
　　4．おわりに ·· 107

第6章　生活習慣病とDNAメチル化

　　1．はじめに ··· 111
　　2．生活習慣病について ·· 111
　　3．DNAメチル化修飾について ······································ 117
　　4．生活習慣病とDNAメチル化 ····································· 123
　　5．おわりに ··· 132

　●索　引 ··· 135

==第1章==

栄養素に応答する
エピジェネティクス制御の分子機構

加藤 茂明

1. はじめに

　摂取された栄養素は，エネルギー産生や体成分に使われるだけではなく，さまざまな細胞応答や遺伝情報発現制御に影響を与えることが知られている。栄養状態や栄養素構成成分の違いによって，生体応答の変化や効率が調整されることも古くから観察されている。このように食糧中の栄養素が可塑的に生体内応答を調節することについては，個体レベルでさまざまな実験や観察により，膨大な記述がなされてきた。しかしながら，この可塑的な栄養素応答についての分子基盤は長い間不明であった。最近エピジェネティクス研究の進展により，可塑的な生体内応答や代謝調節が制御される可能性が明らかになってきている。本稿では，著者らのグループが研究を展開してきた，脂溶性ビタミンA，Dによる遺伝子発現調節とエピジェネティクス制御の共制御機構の分子基盤を述べると共に，最近見いだした細胞外グルコースによるエピジェネティクス制御の分子機構を述べることで，栄養素に応答するエピジェネティクス制御の分子機構について議論したい。

東京大学分子細胞生物学研究所

2. 脂溶性ビタミンA，Dによる遺伝子発現制御とエピジェネティクス制御——序論：脂溶性ビタミンA，D

　脂溶性ビタミンA，Dは，"ビタミン"の定義にあるように微量栄養素である。そのため，これらビタミンの欠乏は動物の成長障害を引き起こすことが古くから観察されている[1]。一方，これらビタミンは動物個体の成長に必須な栄養素としての機能のほかに，最近の分子細胞生物学的研究により，新たな生物・生理作用が細胞・分子レベルで次々と明らかになった。ビタミンAは後述するように，古くは視覚作用を支えるビタミンとしての機能が，1950年代にたいへん注目されたが，後年むしろ強力な細胞分化誘導作用を有することがわかっている。さらにその薬理的な作用として，ある種のがん細胞の脱分化作用が見いだされ，関連化合物レチノイドが現在たいへん注目を浴びている。ビタミンDも古くより，カルシウム出納を正に傾けるビタミンとして知られてきたが，細胞レベルではビタミンA同様，強力な細胞分化誘導作用を発揮することが明らかになり，その分子機序にたいへん興味が寄せられている。これら2つのビタミンの活性本体は，1980年代後半に核内受容体を介した標的遺伝子群の発現制御に依存することが解明された[2,3]。さらに最近のエピジェネティクス研究の進展により，これら脂溶性ビタミンによる遺伝子発現調節は，染色体構造調節を介したエピジェネティクス制御にあることが明らかにされようとしている。したがって，これら2つのビタミンは，当初古典的な微量栄養素として見いだされたが，現在ではステロイドホルモンと同様，ホルモン様の脂溶性生理活性物質として捉えられるようになっている。本稿では，これら2つのビタミンの体内動態や作用機序について述べ，実際のエピジェネティクス制御について概観する。

(1) ビタミンA
1) ビタミンAの化学的性状
　ビタミンAは，構造的にA_1系，A_2系の2つに大別される（図1-1）。A_2系では，β-ヨノン環の3位に二重結合を有することで，A_1系と区別される。

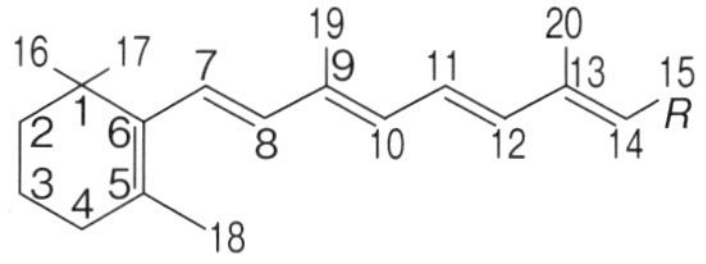

2. 脂溶性ビタミンA, Dによる遺伝子発現制御とエピジェネティクス制御

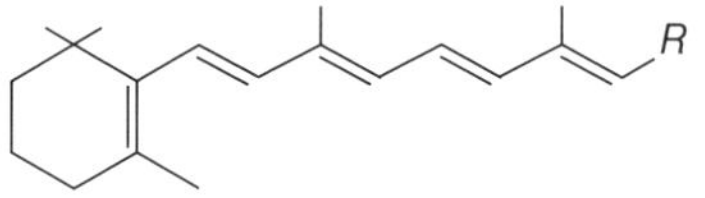

	R =	A₁系	A₂系
アルコール型	CH₂OH	レチノール	3-デヒドロレチノール
アルデヒド型	CHO	レチナール	3-デヒドロレチナール
カルボン酸型	COOH	レチノイン酸	3-デヒドロレチノイン酸

図1-1　ビタミンAの化学構造
出典：垣沼淳司(編著)：分子栄養学. 光生館, 2002より

A_1系は淡水魚の肝臓に, A_2系は海水魚・動物の肝臓に存在する。また食物中に存在するβ-カロテンは, ビタミンA前駆体として小腸内でビタミンAに変換される。一部のカロテノイド類も, 同様にビタミンA前駆体となる。A_1, A_2はいずれも15位のアルコールが酸化を受け, アルデヒド, カルボン酸へと酸化される（図1-2）。A_1系では, それぞれレチノール（ROH）, レチナール（RAL）, レチノイン酸（RA）と呼ばれる。A_2系では, それぞれさらに3-デヒドロを冠する。ビタミンAの視覚作用など一部の生理作用はROHが担うが, 他の多くのビタミンAの生理作用に対しては, RAがROHより強力な生物活性を示す。そのため, ビタミンAの活性本体は, 現在RAと考えられている。これら天然ビタミンAやその代謝産物に加え, 人工合成ビタミンA類縁体を含めて現在レチノイドと総称される。RAには数多くの異性体が存在するが, 顕著な生物活性を示すのは, all-trans-レチノイン酸（ATRA）と9-cis-レチノイン酸（9CRA）の2種の光学異性体である（図1-2）。これは後述するように, ATRAと9CRAは核内受容体リガンドとして機能するが, ROHはリガンドとして作用しないからである[1,4]。血中ROHに比べRAは1％以下であり, 厳密にRA産生は成体で制御されていると考えられている。

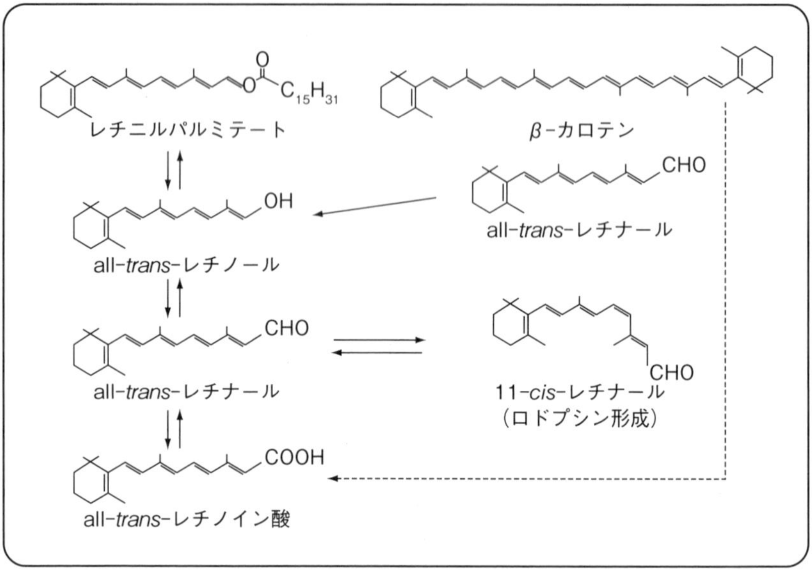

図1-2 ビタミンAの代謝経路
出典:垣沼淳司(編著):分子栄養学.光生館,2002より

また生体での9CRA存在量はATRAに比べ,ごくわずかにすぎないが,ATRAと9CRAでは容易に相互変換が起こる。ATRA,9CRAいずれも容易に他の光学立体異性化を受け,生物活性を失う。このようなRAの化学的性状に代表されるように,ビタミンA類はその化学構造特性から,一般に不安定である[1,4]。

2) ビタミンAの生体内転送

生体内では,ビタミンAはさまざまな形態で存在し,必要に応じて貯蔵・転送される。ビタミンA前駆体であるカロテン類は,まず食物(主として植物性)から吸収された後,小腸上皮細胞内に局在する生合成酵素である15,15-ジオキシゲナーゼにより,ROHへと開裂変換される。一方,動物性食品に存在するROHの脂肪酸エステル(RE)は直接小腸上皮細胞に吸収され,ROLへと加水分解される。これら食事由来のROHは,小腸細胞内でレシチンレチノールアシルトランスフェラーゼ(LRAT)およびアセチルCoA

2. 脂溶性ビタミンA, Dによる遺伝子発現制御とエピジェネティクス制御　5

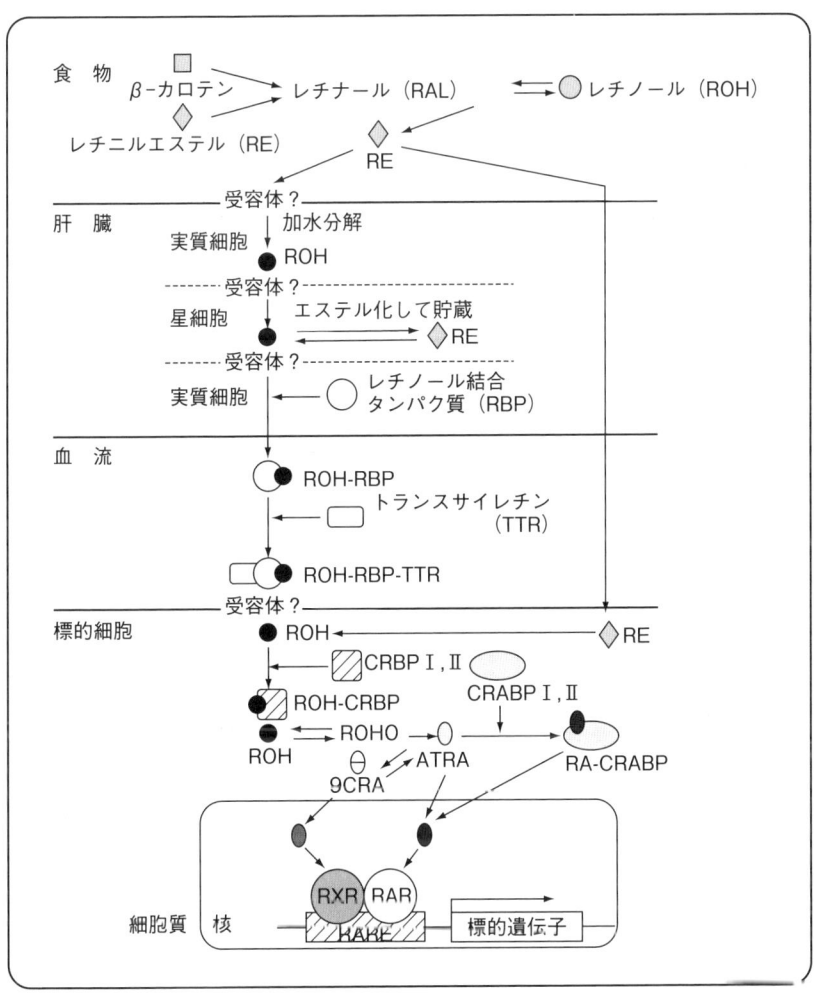

図1-3　ビタミンAの生体内転送機構（概念図）

RBP：レチノール結合タンパク質（肝臓より分泌され，血液に乗り，レチノールを運ぶ）。
CRBP I, II：細胞質レチノール結合タンパク質。CRABP I, II：細胞質レチノイン酸結合タンパク質。

出典：垣沼淳司(編著)：分子栄養学，光生館，2002より

レチノールアシルトランスフェラーゼ（ARAT）により再びエステル化され（RE），キロミクロンの構成因子として組み入れられる。REを含むキロミクロンはリンパ系を経て血中に放出され，キロミクロンレムナントとなると，LDL受容体を介してREはキロミクロンレムナントとして肝臓実質細胞に取り込まれる。取り込まれてREは再び加水分解を受け，遊離ROHは肝臓非実質細胞である伊東（星）細胞に移行，エステル化され伊東細胞内脂肪滴中にREとして蓄積される（図1-3）。これら吸収・生体内転送は血中や細胞質に存在する特異的な結合タンパク質群が重要な役割を果たし，各段階で制御されている[4]。すなわち，ビタミンAは体内では遊離の状態で存在することはなく，必ずそれぞれ特異的結合タンパク質に結合し，化学的に安定化を受けている。体内の要求に応じ，貯蔵されていたREは再びROHへと変換され，肝臓実質細胞中のレチノール結合タンパク質（retinol-binding protein：RBP）に結合して，肝臓から血中へと放出される。血流に乗り，標的細胞に到達したRBPは，その特異的膜受容体を経て，ROHは細胞内に取り込まれる。細胞質中に取り込まれたROHは細胞質レチノール結合タンパク質（CRBP Ⅰ，Ⅱ）に結合する（図1-3）。細胞質で各種アルコール脱水素酵素により酸化を受け，ROHからRAと変換されると，細胞質レチノイン酸結合タンパク質（CRABP Ⅰ，Ⅱ）へと受け渡される。さらに核内に存在するレチノイン酸受容体（RAR，RXR）へと転送されるが，この転送機構は不明である。

3）ビタミンAの生理作用

食事性のビタミンA欠乏は，成長障害のみならず，皮膚・粘膜上皮の異常を伴うほか，夜盲症（鳥目）に代表される視覚障害，流産など，実に幅広い生命活動に支障をきたすことが古くから知られている（表1-1）。ビタミンA欠乏症による大部分の異常はRA補充により改善されるが，視覚異常はRAでは改善されず，ROHでのみ有効である。これは，ROH-RALの酸化還元反応が感光に必須であるためである。ビタミンA類のなかでもRAは，皮膚の正常な細胞増殖・分化に極めて強力な作用を示し，乾癬を始めとした

表1-1　ビタミンA, Dの生理作用

名　称		生理作用	欠乏症
脂溶性ビタミン	ビタミンA	視覚反応, 粘膜の正常維持 精子形成, 免疫, 精子形成作用 細胞分化誘導能, 催奇形性	夜盲症 角膜乾燥症
	ビタミンD	小腸・腎臓・骨組織における 　カルシウム代謝調節 免疫作用, 細胞増殖制御	くる病 骨軟化症

各種皮膚障害治癒・軽減に対しても強い効力を示す。さらにRAは, 臨床的に老年性のしみ・しわに対しても改善効果が証明されており, 実際に催奇形性の少ないROHが化粧品に添加されている[1]。ビタミンA前駆体であるカロテノイド類は, 抗酸化活性を有すると考えられ, 疫学調査からは, カロテノイド類(緑色野菜)・ビタミンAの摂取量とがん発症率(特に皮膚がん)とは, 逆相関することが知られている[2]。これはカロテノイドの抗酸化活性とRAのもつ強力な細胞分化誘導作用によるものと理解されている。実際RAの制がん作用は急性骨髄性白血病(PML)における増殖性白血病細胞の分化誘導促進によることが確かめられており, 臨床的にもATRAが投与されている。通常の食物摂取によるビタミンA過剰症の報告はない。しかし薬理量のRA過剰投与は催奇形性を示す。実際, 食品添加物や薬物の催奇形性試験では, ATRAが標準毒物として用いられる。これは, 胎生期ではビタミンA (特にRA) が個体発生に必須な因子である胎児内において微量なRA産生が厳密に制御されるためであると考えられている。RA過剰存在下では, 緩衝作用をもつCRABPI, IIへの正常な結合能を超え, RAが核内のRAR, RXRに薬理的に作用するためと解釈される。一方, 成体に対しては, 一般にRA過剰投与による重篤な副作用は認めないとされているが, 北極・南極に棲む動物の内臓 (RAが高濃度に蓄積している) は, 食品として有害との報告もある。

（2）ビタミン D
1）ビタミン D の化学的性状

ビタミン D は生体内でコレステロールから体内で生合成されるが，大部分は食物から摂取される。したがって生体内生合成作用ステロイドホルモンの産生経路と同様，コレステロールを素材としている。ビタミン D には，D_2

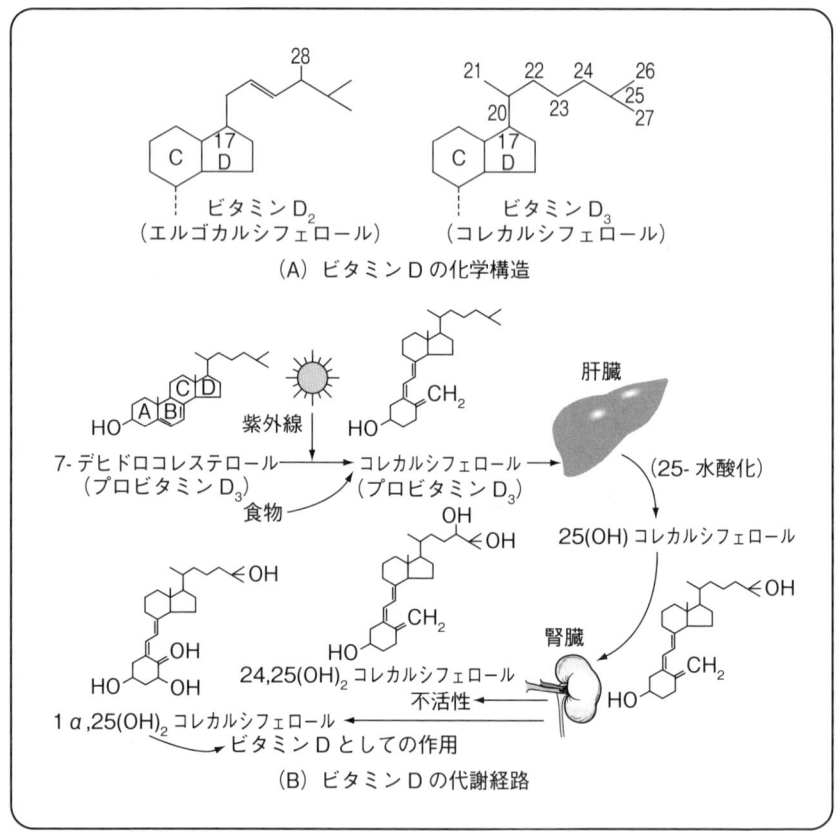

図 1-4　ビタミン D の代謝

A：D_3 と D_2 とは，ステロイド環 17 位に付く側鎖が異なる。数字は炭素原子番号。
B：D_3（コレカルシフェロール）の代謝を示したが，D_2 も同様な修飾を受け，活性型 $1\alpha,25(OH)_2D_3$ となる。

出典：垣沼淳司（編著）：分子栄養学．光生館，2002 より

系とD_3系がある(図1-4)。生合成ではまず前駆体であるプロビタミンDが紫外線によりプレビタミンDへと変換される。さらに異性化によりビタミンDに変換される。D_2系のプロビタミンDはエルゴステロールであり,D_3系は7-デヒドロコレステロールである(図1-4A)。ビタミンDの活性本体は,$1\alpha,25(OH)_2D_3$であり,これは(3)-1)で述べるようにビタミンD受容体リガンドとして作用するからである。ビタミンD類はアルカリに安定であるが,酸,熱,酸化により容易に分解し,その生理活性を失う。食物中のビタミンDは特に,魚類やキノコや卵類に多く含まれているが,肉類,乳製品類にはほとんど含まれていない[1]。

2) ビタミンDの生合成と生体内転送

ビタミンDの生合成過程では,皮膚での紫外線によるプロビタミンDからプレビタミンDへの変換は極めて重要なステップである(図1-4B)。そのため,日照量不足では,ビタミンDの食事性摂取不足が伴うとビタミンD欠乏を容易に引き起こす。わが国では日照に恵まれているため,ビタミンD不足は珍しいが,国際的には多くの未開発諸国でいまだに多数みられる。これは食事性ビタミンD摂取量不足に起因するが,日照量も大きな原因となっている。ビタミンDの活性本体である$1\alpha,25(OH)_2D_3$の生合成は,前駆体であるビタミンD_3の2段階の水酸化制御を経て産生される。まず肝臓で25位に水酸化を受けて$25(OH)D_3$に変換され,次に腎臓での一位水酸化により,$1\alpha,25(OH)_2D_3$となる。この酵素による生合成過程では腎臓で1位の水酸化が律速であるので,この水酸化酵素が活性型ビタミンD合成の鍵酵素と考えられている(図1-5)[5]。一方,腎臓24位に水酸化を受けると$24,25(OH)_2D_3$となり,不活性型となって代謝される。この2つの水酸化のバランスにより,適正な活性型ビタミンD血中濃度が調節されている(図1-5)。

3) ビタミンDの生理作用

食事性ビタミンD摂取不足および生合成障害により,ビタミンD欠乏や作用不全に陥ると,くる病に至ることが古くから知られている(表1-1)。ビタミンDの代表的な生理作用は,主として小腸,腎臓に作用し,カルシウム吸収を正に傾けることである。くる病は小児などの成長期において,成

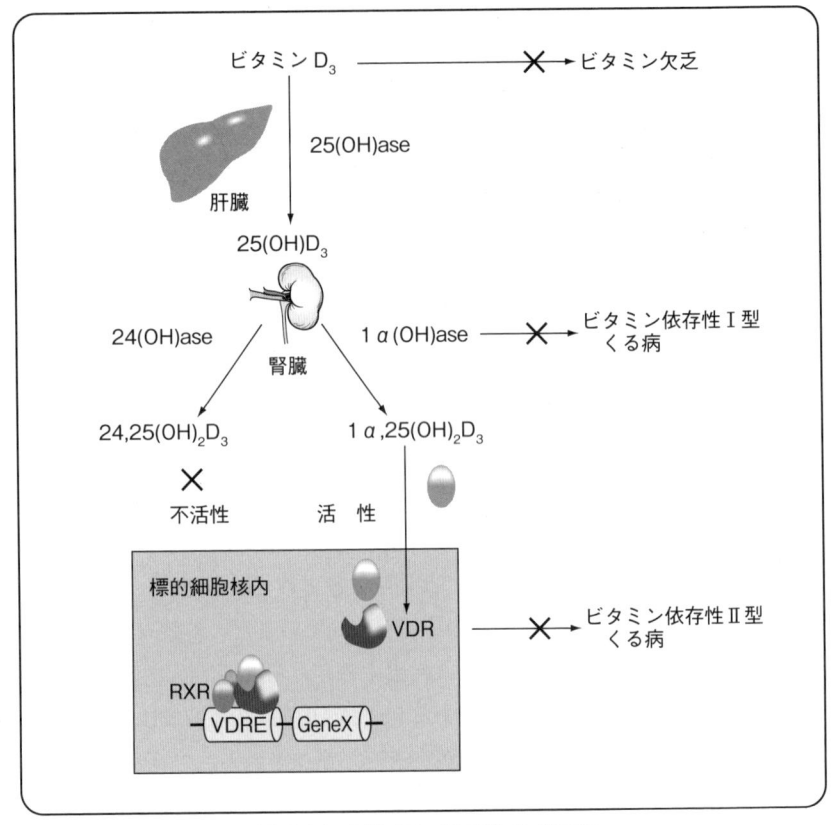

図1-5 ビタミンDの生合成過程

長障害や骨形成不全を伴う。骨ミネラル沈着低下による骨形成不全は，小腸からのカルシウム吸収不全および腎臓でのカルシウム再吸収不良による低カルシウム血症により引き起こされる。また成人後のビタミンD作用不足は，低カルシウム血症による骨軟化症を引き起こす。このようなビタミンDの特徴的な骨形成促進効果から[1]，カルシウムと共に骨代謝改善剤として汎用されている。特にわが国では副作用の少ない骨粗鬆症改善剤として最もよく臨床的に用いられている[3,5]。また，ビタミンDはケラチノサイトなどの皮膚の細胞に対し，強力な細胞分化促進作用を有することから，乾癬をはじめ

とした皮膚障害改善剤としても使用されている。

（3）ビタミンの分子作用機序

1）核内ビタミンA，D受容体の発見

　ビタミンA，Dは共にビタミンの定義にあるように，欠乏すればいずれもただちに成長障害を起こす。しかし，その成長障害の現れ方はビタミンにより大きく異なることは古くからわかっている。またビタミンの生理作用はビタミン欠乏病に現れる障害と，補充によって回復される障害に基づいて記述されてきた。表1-1にあるように，ビタミンA，Dの生理作用は極めて広範・多岐にわたることがわかった。このような低分子量の脂溶性生理活性物質の生理活性の現れ方から，ビタミンA，Dの作用機序がステロイドホルモン作用メカニズムと類似していることは，多くの研究者により古くから指摘があった。一方，ステロイドホルモン研究分野では，1985年暮に核内ステロイドホルモン受容体cDNAのクローニングが成功し，これを皮切りにその後数年の間に，生理活性の明らかなステロイドホルモン・甲状腺ホルモン受容体はすべてcDNAクローニングされることになった。その結果，これらの受容体は同一の原初遺伝子から分子進化したいわゆる遺伝子スーパーファミリーを作ることがわかった（図1-6）。そしてこのクローニングによりもたらされた最大の成果は，受容体分子が，リガンド誘導性転写制御因子として働き，標的遺伝子群の発現を転写レベルで制御する多機能分子であることが証明されたことである[3,6,7]。このことは，ステロイドホルモンといったインプットに対し，生理作用というアウトプットを結んだブラックボックスが，核内受容体を介した遺伝情報の制御であることを示したものである（図1-7）。1987年には，ATRAをリガンドとする核内受容体RARαのcDNAクローニングが成功し，その存在を初めて証明したのである[2,6]。当初の予想どおり，RARαが核内受容体スーパーファミリーに属することが明らかになった。さらに分子生物学的手法から，RARαがATRAに応答するリガンド誘導性転写制御因子であることをただちに明らかにした。続いてビタミンD受容体（VDR）遺伝子も1988年にクローニングされている。こうしてビタミン

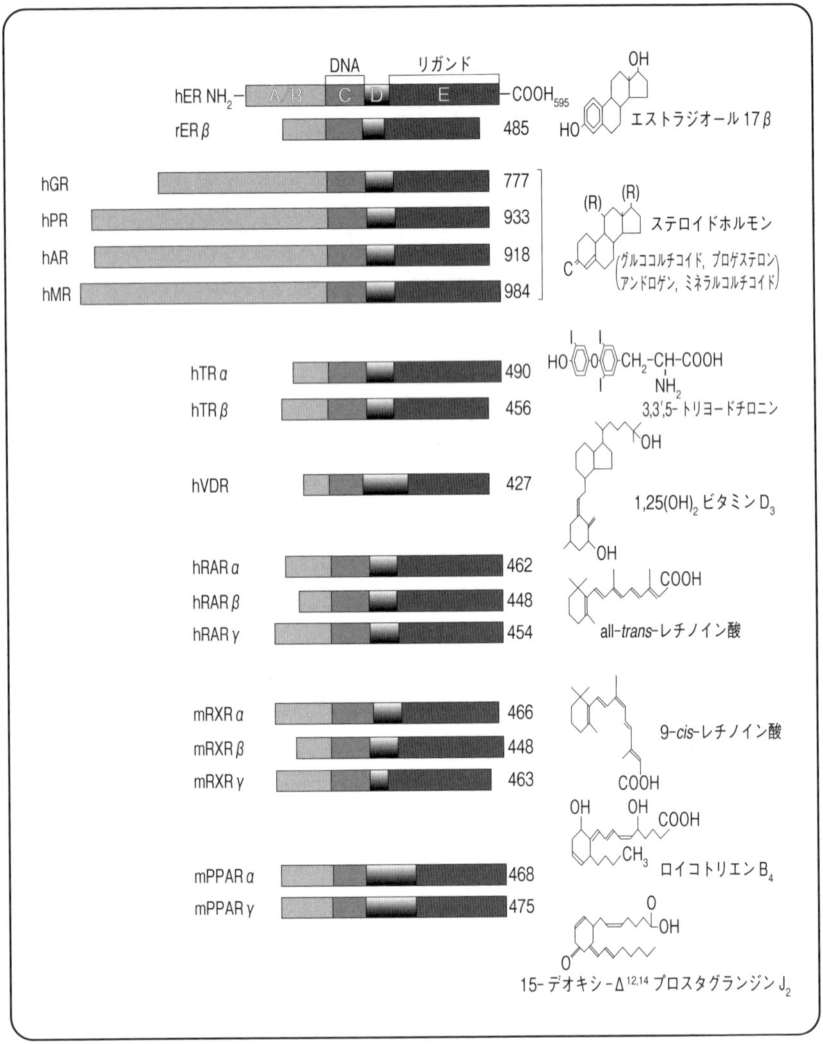

図 1-6 核内受容体遺伝子スーパーファミリー
左側に受容体タンパク質の構造を模式図的に，右側にリガンドの化学構造を示した．

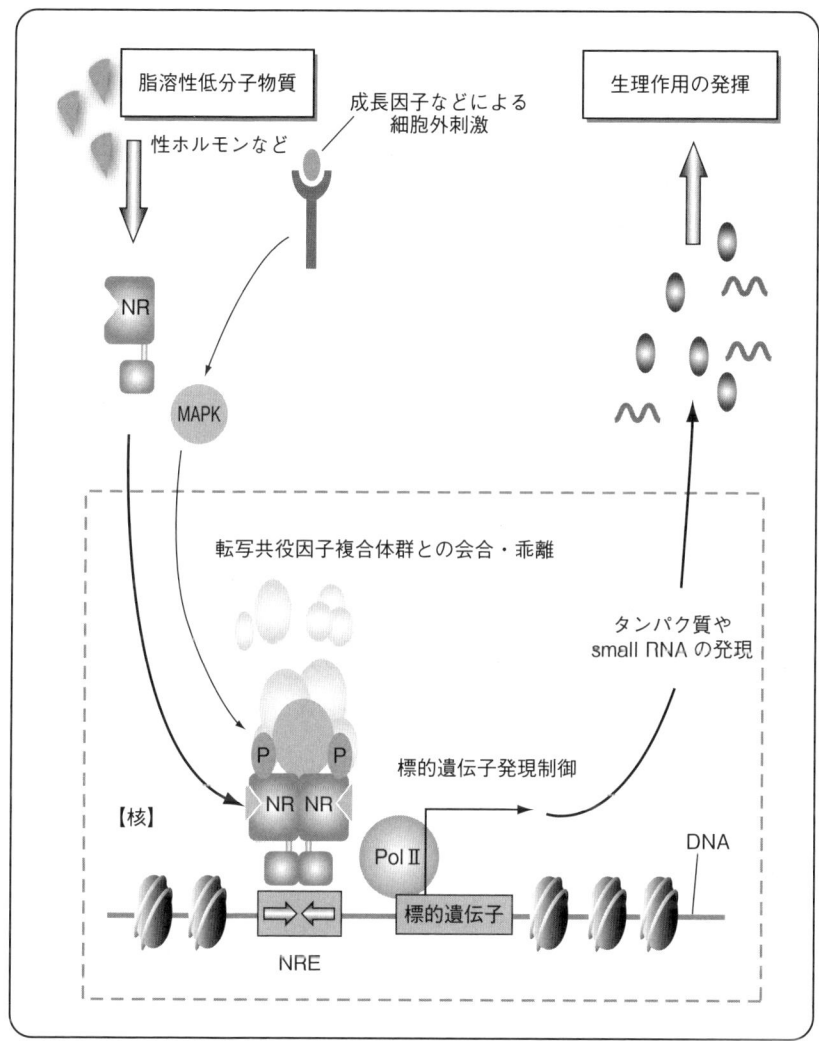

図 1-7 核内受容体による情報伝達機構(概念図)

ステロイドホルモン類をはじめとした脂溶性生理活性物質は，核内受容体のリガンドとして作用する。リガンドが結合した核内受容体は，その転写制御能が活性化されているため，DNA に結合すると通常下流の標的遺伝子群の発現を正と負に制御する。この遺伝子発現調節には染色体の構造調節やヒストンタンパク質の修飾を伴う。こうして発現制御された遺伝子群の産物（タンパク質）が生理作用を発揮する。

A, Dは, ステロイドホルモン同様に標的遺伝子群の発現を転写レベルで制御し, それら標的遺伝子産物群（タンパク質）がビタミンA, D生理作用を担うことがわかったのである（図1-7）[3,6,7]。このようにビタミンA, Dの生理作用の多様性とは, これら標的遺伝子産物群（タンパク質）の多様性によるものと理解されるようになったのである。

2）核内ビタミン受容体の構造と機能

RAR α のcDNAクローニングが1987年に成功すると, 次々とRAR β, RAR γ, RXR α, RXR β, RXR γ が見いだされ, 6種のビタミンA関連受容体群が存在することが明らかになった[2,6]。さらにATRAの異性体である9-*cis*型のRA（9CRA）も, RAR, RXRリガンドとして作用することが明らかになったのである。このようにビタミンAの活性本体は, 受容体レベルでは2種が存在することがわかった。RAR, RXRの各遺伝子の発現パターンは, 発生段階特異的であり, かつ発現する臓器が異なっている。一方, VDRは1種類のみであり, 小腸, 腎臓, 骨, 皮膚に豊富に存在するほか, ほとんどすべての臓器に発現している。

VDRや3種のRAR, RXR群はいずれも核内ステロイドホルモン受容体同様に, その受容体タンパク質は構造と機能から領域構造に分けることが可能である（図1-8）[7,8]。直接DNAに結合する領域は受容体タンパク質中央に位置するC領域であり, いわゆるDNA結合領域である。この領域には2つのZnフィンガー構造が存在する。Znフィンガーは, Znイオンを中心に4つのシステインによる配位結合から構成されている。Znフィンガー構造は, DNA2本鎖の溝にうまくはまり込むような構造をしており, 核内受容体以外のDNA結合タンパク質にも存在する。リガンド結合領域は, C末端側のE領域に存在する。E領域は12個の α-helixより構成される球状構造をしており, 中央に疎水性ポケットを有する。この領域はリガンド結合依存的であり, かつ多機能領域である。そのひとつの機能が二量体化形成能である。後で詳しく述べるように, RAR, RXR, VDRは, 安定なヘテロ二量体（VDR/RXR, RAR/RXR）を作り, DNAに結合する。受容体の機能として最も重要な転写制御能を有する領域は2カ所存在する。1つはN末端に存在するA/

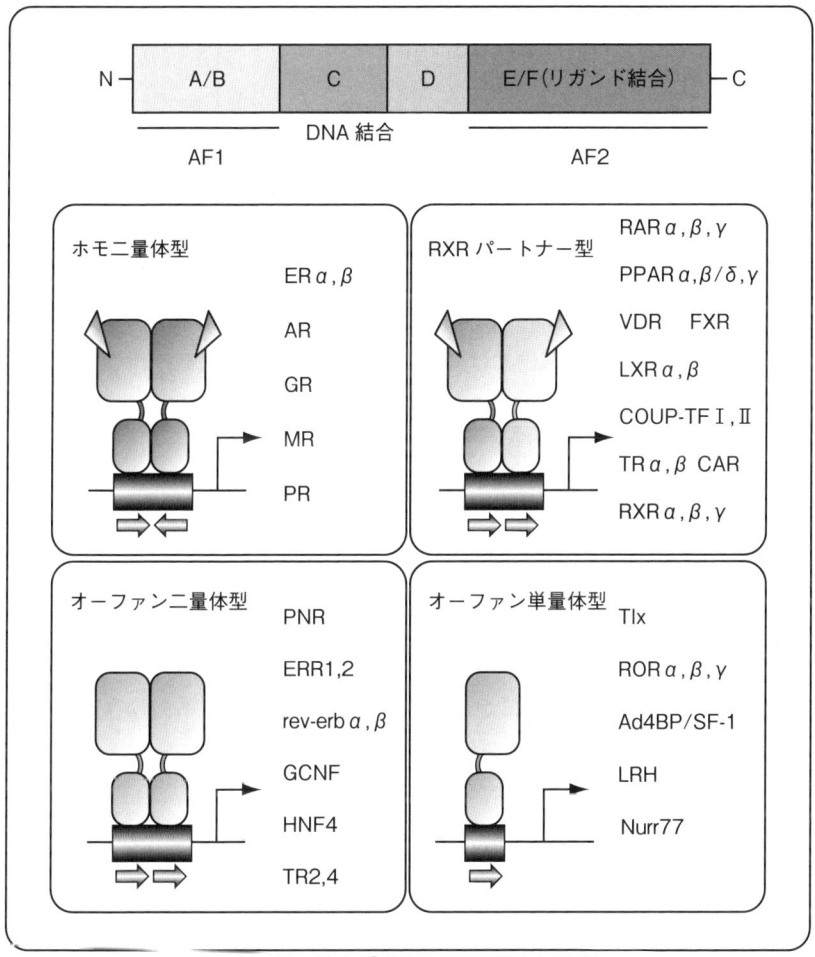

図1-8 核内受容体の領域構造と機能

B領域であり，もう1つはリガンド結合領域であるE領域である。これらの領域は後述するように転写共役因子とのドッキング部位である。

3) 核内ビタミンA，D受容体の標的エンハンサーDNA配列

RAR/RXR，VDR/RXRヘテロ二量体が標的とする結合エンハンサー配列は，他の核内受容体標的配列同様，リガンド依存的に標的遺伝子の発現を活

性化させるエンハンサー機能を発揮するので，リガンド応答配列（ligand response element：LRE）とも呼ばれる[9]。ビタミンA・D応答配列はAGGTCA（または類似した配列）配列を基本とした2個のモチーフの繰り返し（direct repeat：DR）配列から成る。この2つのモチーフ間のスペースが，1，2，5bpのとき（DR1, DR2, DR5）にはビタミンA（レチノイン酸）応答配列（retinoic acid response element：RARE）となる。このスペースが3bpのときは，ビタミンD応答配列（DR3 = VDRE）として機能する。5′上流のAGGTCA配列にはRXRが，3′下流のAGGTCA配列には，RARもしくはVDRが結合する。細胞核内では，リガンド結合に呼応してこれら標的配列や染色体と相互作用するようにみえるが，*in vitro*系ではリガンド未結合状態でもヘテロ二量体は標的DNAを認識結合する。

4）ビタミンA，D受容体による転写制御の分子機序

　核内受容体群は，いわゆるクラスII遺伝子の発現を調節するDNA結合性転写制御因子である[10]。クラスII遺伝子とは，タンパク質（mRNA）やsmall RNAをコードする遺伝子群のことであり，これら遺伝子の転写を行うのは，RNAポリメラーゼII（polII）である。したがって，クラスII遺伝子-RNAポリメラーゼII系にかかわる転写因子群はpolII系の転写因子と総称される。これら転写因子は遺伝子の発現を調節するプロモーター領域に結合して，超巨大複合体（転写開始複合体）を形成することで直接RNApolIIをDNAに引き寄せ，転写を開始する（図1-9）。転写因子は3つのクラスに大別される。ひとつはすべての遺伝子の発現に必須な，TATA boxを標的とする基本転写因子群である。もうひとつは，特異的DNA配列であるエンハンサー/サイレンサーに結合するDNA結合性転写制御因子群である。転写制御因子群は，ヒトではおおよそ1,000種存在すると考えられている。それぞれ遺伝子プロモーターに対し，転写制御因子群は特徴的な組み合わせで機能するため，プロモーター固有の活性制御が規定されている。核内受容体はこれら転写制御因子群に分類される。第3のクラスの転写因子は転写共役因子と呼ばれ，その機能はいくつかに分類される。1つの転写仲介因子はタンパク質-タンパク質相互作用により機能し，基本転写装置と転写制御因子

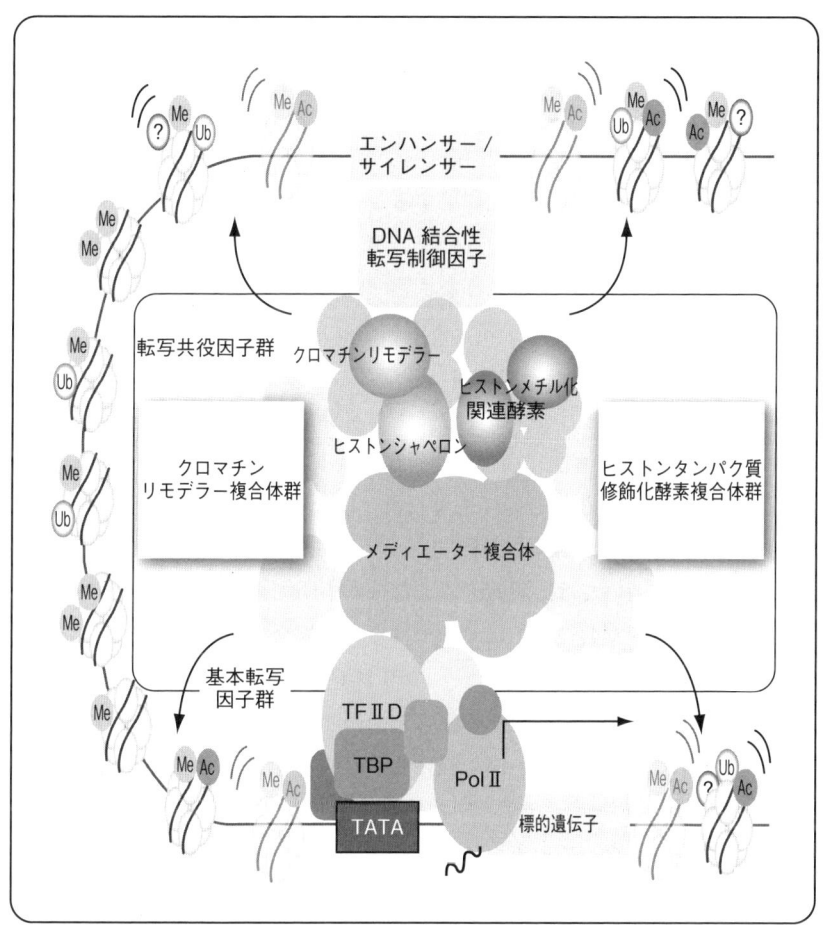

図 1-9　転写開始複合体の構造(模式図)
　染色体上の遺伝子座には，3種の転写因子が会合することで巨大複合体を形成し，その後 RNA ポリメラーゼⅡ(PolⅡ)を迎え入れ，転写反応が進行する。

とを橋渡しする機能を有する（図1-9）。このように転写開始複合体形成において，転写共役因子は中心的な役割を果たしている。仲介因子の他の機能を有する転写共役因子が数多く同定され，その性状解析から，染色体構造の再調節であることが明らかにされつつある[11]。

5）核内受容体転写共役因子の機能

　核内受容体の転写促進作用は，先にも述べたようにリガンド結合依存的である。したがって，これら共役因子と受容体との複合体形成はリガンド依存的であると考えられ，少なくとも核内受容体に直接結合する転写共役因子は，リガンド結合依存的に相互作用すると予想された。リガンド未結合状態の核内受容体では転写促進能をもたないが，むしろさらにプロモーター機能抑制を示す。そのため，このような状態では転写を抑制する共役因子群の存在が考えられた。つまり，リガンド未結合状態では共役転写抑制因子（co-repressor：コリプレッサー）が結合していて，リガンド結合により転写抑制因子が解離する。このリガンド結合により誘導される抑制化因子の解離と入れ替わり，共役転写活性化因子（co-activator：コアクチベーター）が結合することで転写が促進されるのである（図1-10）。このスキームでリガンド依存的な転写促進機構は概ね説明できるが[11]，リガンド依存的な転写抑制化のメカニズムについては，現在その大部分が不明である[12]。

　最近，これら転写共役因子は単独ではなく，複合体として機能することがわかっている。コアクチベーター，コリプレッサーとの直接的な接触部位は，リガンド結合領域を構成する最C末端のα-helix 12であることが判明している[8]。コアクチベーター内の核内受容体の接触部位はLXXLLモチーフであり，一方，コリプレッサー内の接触モチーフはL/IXXI/VIであることが，最近明らかになっている。核内受容体コアクチベーター複合体として最初に同定されたのが，CBP/p300，SRC-1/TIF2（p160）ファミリーを含む複合体である。CBP/p300，SRC-1/TIF2 ファミリータンパク質自体がヒストンアセチル化酵素（HAT）であるので，このコアクチベーター複合体には，ヒストンをアセチル化することで積極的にクロマチン構造の転写がより潤滑に開始される状態を作り出す作用があると思われている。もうひとつの複合体であるDRIP/TRAPにはこのようなHAT活性がなく，転写開始複合体形成を仲介する共役因子と考えられている（図1-10）。

　一方，コリプレッサーはヒストン脱アセチル化酵素（HDAC）と複合体を形成しているため，逆にコリプレッサーはヒストン脱アセチル化することで

2．脂溶性ビタミンA，Dによる遺伝子発現制御とエピジェネティクス制御　*19*

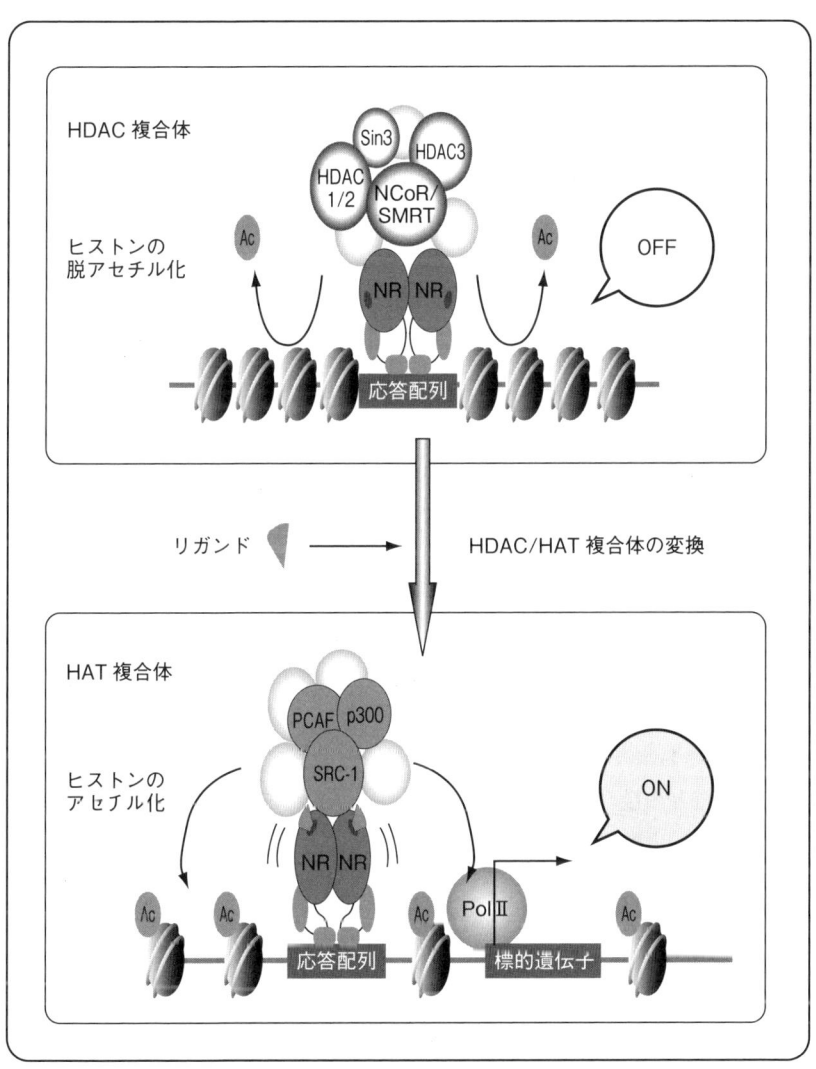

図1-10　核内受容体によるリガンド依存的な転写促進機構　（概念図）

クロマチン構造を密にし，転写開始に対し抑制的に作用すると想像されている[13]。このように核内受容体はリガンド依存的に転写共役因子複合体と共に巨大複合体を形成すること，ヒストンのアセチル化・脱アセチル化によってクロマチン構造を調節することが明らかになりつつある。

一方，これらヒストンアセチル化を介した染色体構造調節は，ダイナミックな染色体構造調節を伴わない，局所的かつ微弱な制御であると考えられるようになっている。すなわち，ユークロマチンに代表されるようなすでに活性化されている染色体上での転写制御については，上記のヒストンアセチル化制御は主要な制御機構と考えられるが，ダイナミックな染色体の構造調節には以下の項で述べるように，より大きな構造変化とアセチル化以外のヒストンタンパク質修飾を伴うと考えられている[12]。

（4）染色体の構造調節と転写制御

1）ヌクレオソーム配列の再配備と転写制御

染色体DNAは，ヒストンタンパク質八量体に巻き付き，ヌクレオソームを形成している。これが規則的に並ぶことで基本的な染色体構造が成立している。しかしながら塩基性タンパク質であるヒストンに酸性物質であるDNAが巻き付いているため，ヒストンに接触しているDNA領域は，他のタンパク質との会合もしくは相互作用が阻害されていると考えられている。したがって，実際転写反応が起きているDNA領域では，ヒストン八量体そのものの数も少なく，露出しているDNA領域が広く存在すると考えられている。このように遺伝子発現が活発な領域では，ユークロマチンに代表されるように，染色体上ではいわゆる"裸"のDNAが大部分を占めていることがわかっている。一方，逆に遺伝子発現が抑制されている領域では，ヘテロクロマチンに代表されるように染色体は密な状態である。したがって，転写制御の反応効率は染色体の構造やヒストンヌクレオソーム配列の濃密さの程度に依存すると考えられている。これら染色体構造を再編するプロセスには，以下の2つの段階が知られている（図1-11）[13]。

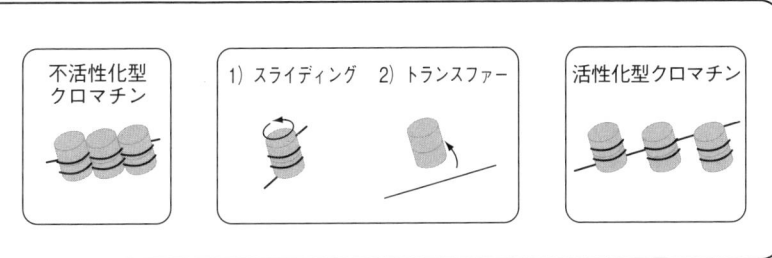

図1-11　染色体構造調節の分子機構

a　染色体構造調節　　ヌクレオソーム配列は，各々のヌクレオソーム間の距離を調節することで再配列される．この調節は大きく分けて2つのプロセスに区分される．ひとつはヒストン八量体のスライディングであり，もうひとつは染色体からのヒストン八量体の解離/会合（トランスファー）である．スライディングとは，染色体DNAがヒストン八量体に巻き付いたまま，ヒストン八量体が左右に移動するプロセスである（図1-11）．このプロセスは染色体全般に恒常的に起きているプロセスと考えられるが，DNA結合性転写制御因子などの染色体構造調節促進因子が存在すると，周辺のスライディングが顕著に誘導されることが知られている．したがって，通常の染色体の構造調節や，多くの遺伝子プロモーターの活性化段階では，このプロセスが中心的な役割を果たすと考えられている．ヒストン八量体のトランスファーは当初DNA損傷部位での火急の応答で見いだされたが，急速な転写制御が誘導される場合，プロモーター領域においてヒストン八量体が抜き出され，いわゆる"裸"のDNAが露出されるモデルが提唱されている（図1-11）．この2つのプロセスは実際には独立した事象ではなく，互いに相補的に機能するプロセスと考えられている．その理由として，これら2つのプロセスを司る調節因子は，ATP依存的染色体構造調節因子と呼ばれ，同一の因子であるからである．ATP依存的染色体構造調節因子は，上記の2つのプロセスをいずれもATP依存的に駆動する．そのため，中心的な機能因子はATPaseであり，現在5種類が知られているが，さらにATPaseを核に，そ

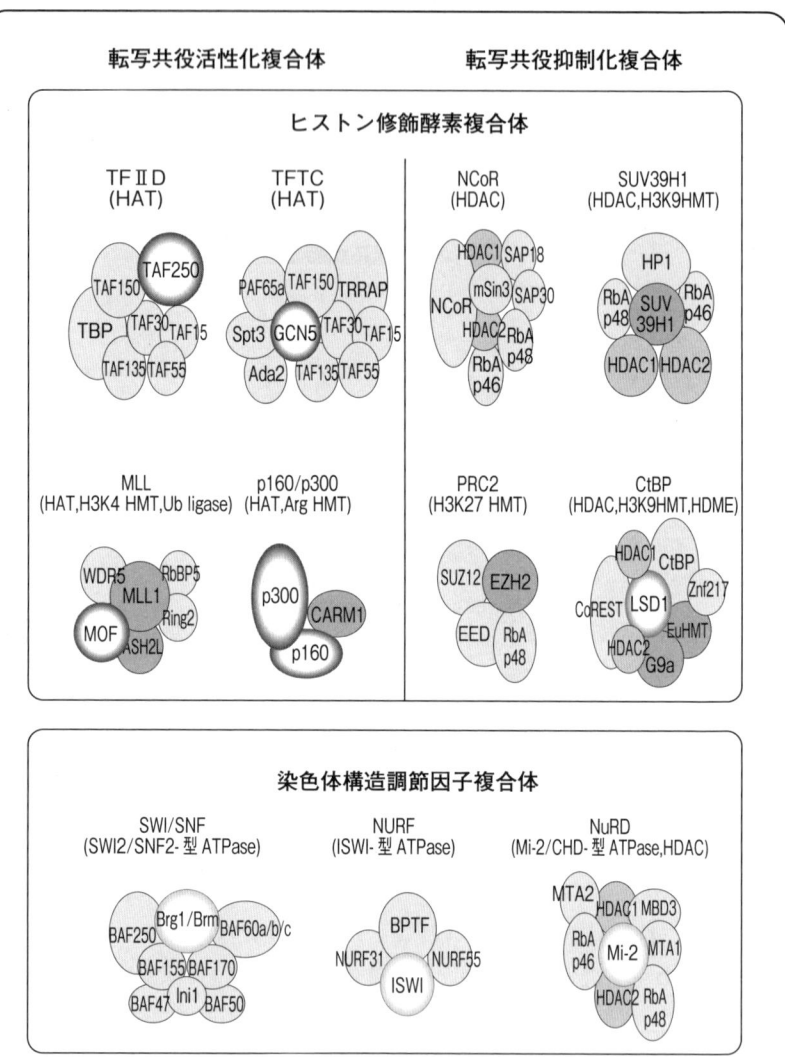

図1-12 ヒストン修飾酵素複合体群とATP依存的染色体構造調節因子複合体群
代表的な複合体群を示す。

れぞれ複合体を形成していることがわかっている（図1-12）。複合体の大きさや構成成分はこの5つのグループの染色体構造調節因子間でそれぞれ異なり，さらに細胞の種類や状態によって構成成分や構成因子数をも変えることが知られている[14]。また，染色体構造調節におけるATPase以外の複合体構成因子群の機能については，ほとんど不明である。

b　ヒストンコード仮説　このような染色体構造調節が染色体上のいかなる場所で引き起こされるのかは，長い間不明であった。しかしながら，1997年にヌクレオソーム1単位のX線構造解析がなされ，ヒストン八量体のヒストンタンパク質N末端が巻き付いているDNAの外側に飛び出ていることが明らかになった[15]。この結果から，それまで考えられていたヒストン八量体がDNAに包み込まれているモデルと異なり，ヒストンタンパク質の一部の領域がDNAの外にあることがわかったのである。半世紀も前から，ヒストンタンパク質がさまざまな化学修飾を受けることがわかっていたが，その生理的・生物学的意義については極めて長い間不明であった。このX線データの結果を踏まえ，D.Alice, T. Kouzaridesらは，2000年に"ヒストンコード仮説"を提唱した[16,17]。これは，ヒストンタンパク質修飾の組み合わせが，染色体上の位置情報を与えるものであり，それに従い染色体構造調節が支配されるという仮説である。当時ヒトゲノムプロジェクトがほぼ終了し，ヒトDNA配列の全貌が明らかになったが，依然として遺伝情報の取捨選択についての根源的な原理は解明できなかった。ヒストンコード仮説はこの疑問に対し答えを与える仮説であり，実際2000年以降，この仮説の正当性・妥当性が証明されつつある。

c　ヒストンタンパク質修飾　ヒストンコードは，ヒストンタンパク質修飾の組み合わせである。ヒストンタンパク質の修飾は，タンパク質生合成後のいわゆる翻訳後修飾（post-translational modification：PTM）であり，かつ可逆的な修飾である[16-18]。この化学的修飾は表1-2で示すように，現在までに9種類が知られており，今後もさらに増加する可能性がある。ヒストンコードを構成するヒストンタンパク質修飾のなかでも染色体の状態を規定する最も重要かつ上流のPTMは，ヒストンのメチル化・脱メチル化制御であ

表 1-2　ヒストンタンパク質修飾

クロマチン修飾	修飾残基	関連する細胞内プロセス
1．アセチル化	K-ac	転写，修復，複製，染色体凝縮
2．メチル化（リシン）	K-me1 K-me2 K-me3	転写，修復
3．メチル化（アルギニン）	R-me1 R-me2a R-me2s	転写
4．リン酸化	S-ph T-ph	転写，修復，染色体凝縮
5．ユビキチン化	K-ub	転写，修復
6．スモイル（SUMO）化	K-su	転写
7．ADP リボシル化	E-ar	転写
8．Deimination	R>Cit	転写
9．プロリン異性化	P-*cis*>P-*trans*	転写
10．*N*-アセチルグルコサミン化	S-GlcNAc T-GlcNAc	転写

文献18)より改変

る[19,20]。さらにヒストンH3の4番目と36番目リジン残基（H3K4, H3K36）のメチル化は，周辺での染色体は活性化，逆にH3K9, H3K27のメチル化は不活性化に導くことが知られている．一方，これらリジン残基のメチル基をはずす反応は，染色体の状態をメチル化とは逆方向に導くことになる．ヒストンアセチル化は，染色体の活性化を引き起こすPTMと考えられた時期もあったが，現在では，ヒストンのアセチル化の程度は染色体の状態を示すマーカーと考えられている[21]。

これらヒストン修飾パターン（図1-13）は，染色体上で極めて多様であると考えられているが，転写制御が適切かつ効率的に行われるためには，周辺の染色体環境を整えるのに必須な修飾パターンに改変されると理解されている．これらヒストンコードを構成する化学修飾は可変的であり，修飾と脱修飾が繰り返される．また修飾される部位（アミノ酸残基）には特異性がみられ，修飾は相互に協調している．すなわち，同じ部位に修飾が入ると，他の修飾に対しては排他的になる．しかしながら，一方で他の部位での修飾に対しては調節的に働くクロストーク機構が存在することがわかってい

2．脂溶性ビタミンA，Dによる遺伝子発現制御とエピジェネティクス制御　25

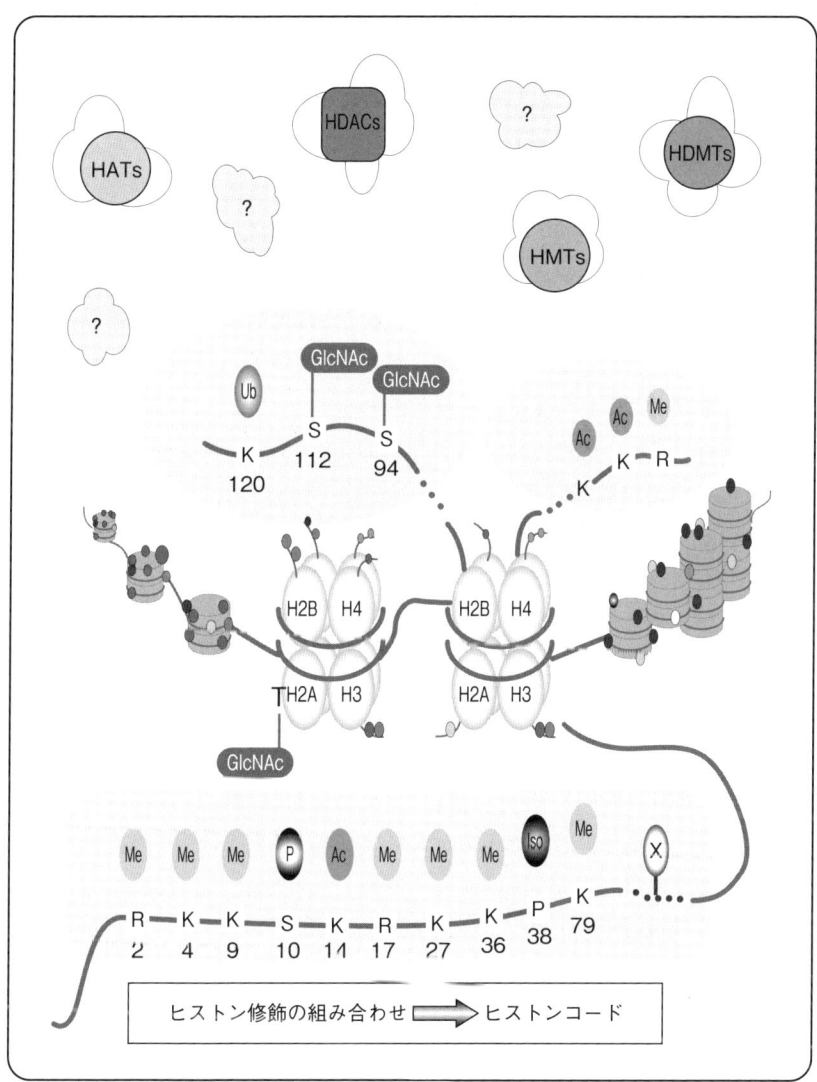

図1-13　ヒストンコードとヒストンタンパク質修飾/染色体構造調節因子複合体群
　上図にヒストン修飾酵素と染色体構造調節因子複合体群を模式図的に示した．実際は数多くの複合体が存在しており，その種類と構成成分の大部分は不明のままである．ここでは代表的な複合体を模式図的に示した．下部にヒストンタンパク質修飾とその組み合わせの例を，ヒストンH3N末端を例に示した．

る[16-20]。先に述べたように，ヒストンのアセチル化は最も早く染色体の構造調節と転写制御に関与することが明らかにされたが，現在ではさまざまな化学修飾が，異なる段階で転写反応を制御することが知られている。転写開始には，アセチル化のほかメチル化，ユビキチン化が極めて重要であることがわかっているが，転写伸長反応や終結反応にもさまざまな化学修飾が重要であることが明らかになりつつある[16-20]。さらに最近では，RNAプロセッシングにおいてもヒストンコードが重要であることが明らかになっている。広い意味での転写制御反応において，最も重要かつ上流にあると考えられている化学修飾は，ヒストンのメチル化と考えられている。

2）転写制御とエピジェネティクス

転写制御で染色体構造調節が伴うことは明白である。エピジェネティクスとは世代を超えた遺伝情報であり，DNA配列からの情報とは別の部分を意味している。その点でエピジェネティクスにおけるヒストンコードの重要性がたいへんな注目を浴びている。これまでにDNA（シトシン）のメチル化の研究がエピジェネティクスを理解するうえでの最初の例として極めて詳細に行われてきた。メチル化DNAは世代を超えて周辺の染色体を不活性化するエピジェネティクスとしてさまざまな実験系で証明されてきた[22]。しかしながらヒストン修飾とは異なり，メチル化DNAは染色体の不活性化は説明できても，活性化は説明できなかった。一方，ヒストンコードは可変的かつ可塑的であり，染色体上の位置によって異なる染色体の活性の程度を説明しうる仮説なのである。

3）転写共役因子＝エピジェネティクス制御因子

これまで述べてきたように，染色体構造調節にはヒストンアセチル化のみならず，他のヒストンタンパク質の修飾も極めて重要であり，ヌクレオソーム配列の再整備は，これら修飾の組み合わせであるヒストンコードに呼応して行われる。このことから，ヒストンタンパク質修飾酵素群や染色体構造調節因子群は，転写制御反応に必要な染色体環境を整えるための転写共役制御因子と言える。実際，核内受容体の転写共役因子として，これら染色体機能調節因子群が同定されてきている。これまでのエピジェネティクス研究の成

果を考え合わせると,これらヒストンタンパク質修飾を含めた染色体機能構造調節因子群は,同時にエピジェネティクス制御因子であることが認識され始めている[12,13]。またこれら制御因子群の多くは,単独では存在せず,核内で複合体を形成することがわかってきている。現時点でこれら複合体群の構成成分因子や,複合体機能制御の分子機序は大部分が不明である。

4)ビタミン受容体転写共役因子複合体のPTMによる機能調節

著者らのグループは,核内ビタミン受容体群を用いた生化学的な網羅的検索により,転写共役因子複合体群の単離・同定を行ってきた。その結果,複数の機能の異なる複合体が単離されてきた。他のグループの成果を考え合わせると,核内受容体による転写制御には,数多くの染色体構造調節因子群が共役因子として機能する可能性が高いと思われる(図1-14)[13]。おそらく標的遺伝子プロモーターの環境によって異なる共役因子・複合体が機能すると考えるのが一番妥当と思われる。

著者らのグループが見いだしたいくつかの新規複合体群のなかで,ヒストンH3K4メチル化酵素MLL5複合体が,RAR/RXRの転写共役因子として機能することを証明した。その過程で,この複合体機能は,新たなPTMである単糖付加により複合体機能が調節されることを見いだした[20]。さらに同様なアプローチにより,他の核内受容体であるFXRの共役因子を検索したところ,ヒストンH3K9脱メチル化酵素PHF2複合体が,転写共役因子として機能することも見いだした[23]。この複合体のヒストン脱メチル化は,リン酸化付加により活性化される。これらのことは,転写共役因子複合体群のなかには,タンパク質修飾(PTM)により機能調節を受ける複合体が相当含まれることを示している。このようなPTMによる機能調節の実体の解明には,さらなる成果を待たなければならない。

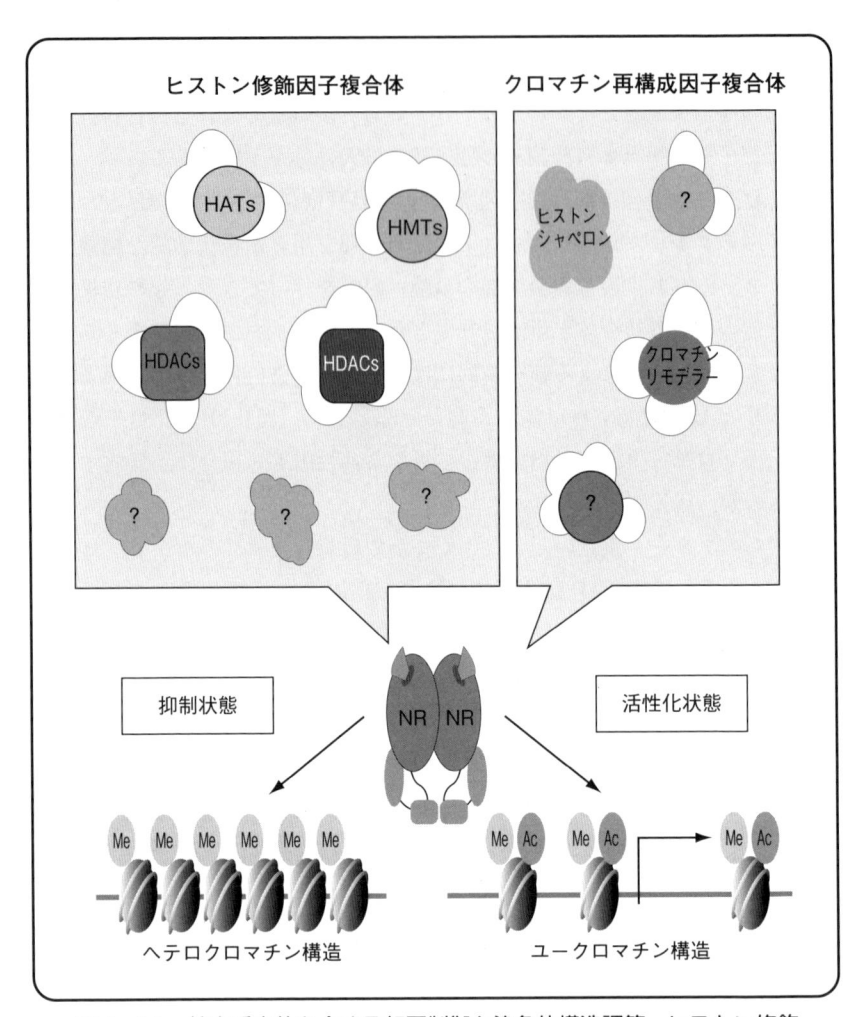

図1-14 核内受容体を介する転写制御と染色体構造調節・ヒストン修飾
　核内受容体は染色体上で転写制御を行う場合，ヒストン修飾酵素複合体群や染色体構造調節因子複合体群と直接的あるいは間接的に相互作用する。これら染色体構造再整備は，エピジェネティクス構築の基盤である。そのため，これら転写共役因子制御群はエピジェネティクス制御因子と言える。

3. グルコースによるエピジェネティクス制御

(1) 細胞外グルコース濃度により制御される糖付加反応

　グルコースは言うまでもなくエネルギー産生の源であり、最も普遍的な栄養素である。そのため栄養学的・生化学的には、ATP産生のための素材であるとみなされている。しかしながら最近の研究から、細胞外グルコースは生体内でのヘキソース代謝経路によりUDP-GlcNAcに変換され、糖転移酵素によりさまざまなタンパク質にGlcNAcが付加されることが明らかになりつつある（図1-15）[24]。このタンパク質GlcNAc化は、翻訳後のタンパク質修飾のひとつであると考えられる。GlcNAcは中性の単糖であり、従来の糖鎖と異なり、分子量は極めて小さい。通常の糖鎖は、多糖として細胞膜表面のタンパク質や分泌タンパク質に付加されることで、そのタンパク質の運命や機能を変えることがわかっている。一方、この単糖であるGlcNAcの付加によってその基質タンパク質がいかなる調節を受けるかについては、不明な点が非常に多いのが現状である。このGlcNAc化を行う糖転移酵素は、細胞膜近傍や細胞質、細胞核内に存在することがわかっている。現在までにGlcNAc化を行う酵素は1種類のみしか同定されていないが、OGTの細胞内局在から、細胞核内を含め細胞内でのGlcNAc付加は普遍的なタンパク質修飾の可能性が高い[24]。またこのGlcNAc付加反応は、OGTの存在量や酵素活性、さらに基質であるUDP-GlcNAc量に依存すると予想されている。加えて細胞質内のUDP-GlcNAc量は、細胞外のグルコース濃度や細胞内のエネルギー状態にも影響されることから、GlcNAc化は栄養状態やエネルギー産生状態にも大きく影響を受ける可能性が高い。興味深いことに、細胞内には脱GlcNAc化酵素（O-GlcNAase）が比較的豊富に存在することから、GlcNAc化は決して安定的なタンパク質修飾ではなく、可変的なタンパク質修飾であると理解されている[25]。

(2) 単離付加による転写共役制御

　RAR/RXRの転写共役因子複合体として著者らが同定したヒストンH3K4

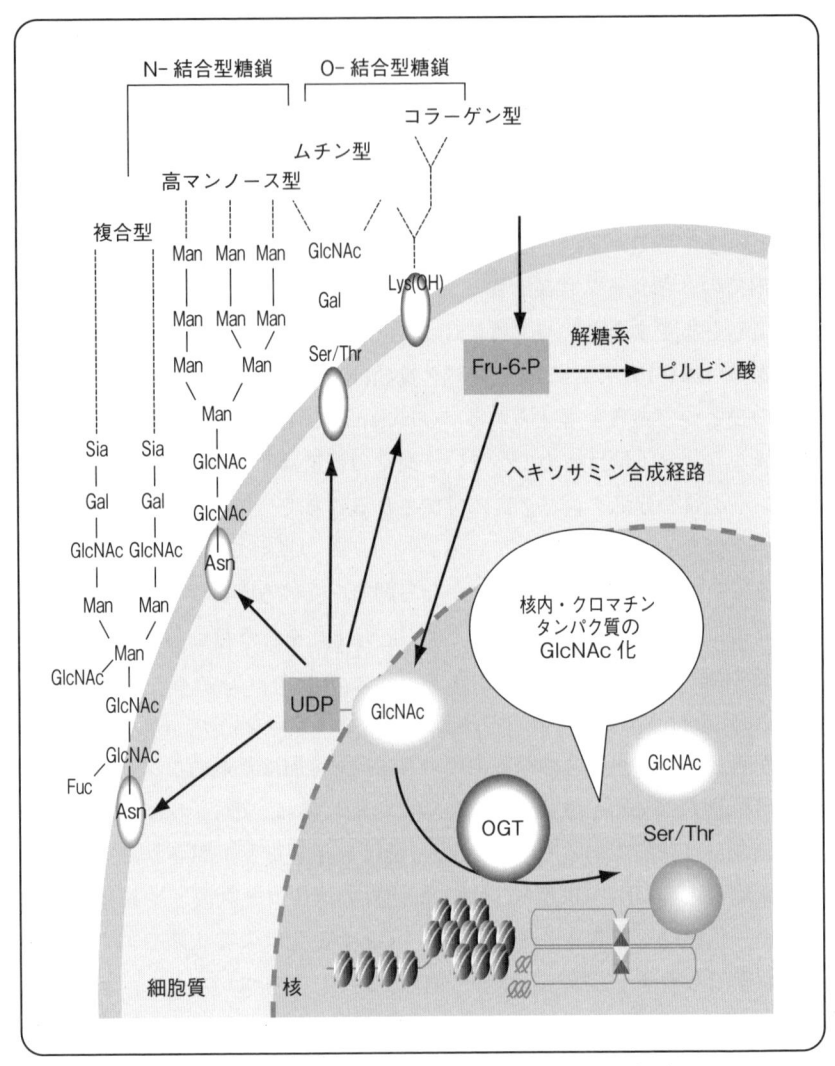

図 1-15 OGT を介した細胞内 O-GlcNAc 化の概念図

　OGT は現在まで，単糖（GlcNAc）を転移する唯一の知られている酵素である．これまで詳細に解析されてきた多糖と異なり，単糖が細胞質内および核内のタンパク質へ転移される．一方，細胞内では脱糖酵素（O-GlcNAcase）が存在し，脱糖反応が起きることが知られている．また OGT による転移活性は，基質である UDP-GlcNAc の細胞質内濃度に依存するが，UDP-GlcNAc 濃度は，細胞外グルコースの濃度に依存する．

メチル化酵素MLL5複合体にはOGTが含まれていた[20]。そこでOGTの単糖付加によるMLL5の酵素活性および複合体形成と機能制御の可能性を探った。その結果，H3K4メチル化活性化の誘導およびMLL5複合体形成において，この単糖付加が必須であった。さらにO-GlcNAc化は，RAR/RXRに対するMLL5転写共役活性化にも重要であることがわかった。さらにHL-60のレチノイン酸による細胞分化誘導においても，MLL5への単離付加が欠かすことのできないPTMであると考えられた（図1-16）。このように，GlcNAc化はビタミンA情報伝達経路におけるひとつの制御因子であることがわかった[20]。このことは，ビタミンの作用発現において糖代謝・栄養が影響を与える可能性を示唆するものである。

（3）ヒストン O-GlcNAc は，ヒストンコードのひとつである

　GlcNAc化が可変的なタンパク質修飾であることから，最近ではさまざまな調節因子を対象に，この修飾が機能調節に意味のあるPTMであることが明らかにされつつあるところである[25]。MLL5に対するOGTを介したO-GlcNAc付加の研究成果と考え合わせ，著者らはさらに細胞核内でのこの修飾の意義を生化学的に検討した。細胞核抽出液から，O-GlcNAc化因子群をO-GlcNAc特異的認識抗体を用い，生化学的に網羅的に単離した。次に質量分析法により，精製されたタンパク質の同定を試みた。その結果，その精製単離産物のなかから，ゲル上でヒストンオクタマーを検出することができ，実際質量分析法や市販抗体を用いることで，ヒストンタンパク質が含まれることがわかった。これらの検出を確認することを目的に，組み換えヒストンタンパク質を用いてOGTによるGlcNAc反応を*in vitro*で行った。その結果，ヒストンH2BがO-GlcNAc化されること，またGlcNAc siteはH2B C末端側に位置するS112であった。次に新たに作製した特異的認識抗体を用いることで，H2B S112 O-GlcNAc化は，*in vitro*だけでなく，実際の細胞核内でも検出することができた。一般にヒストンコードとして機能するPTMは，他の既知ヒストンコードとクロストークすることがわかっている[18]。そこで，このH2B S112 GlcNAc化と他のPTMとのクロストークを探った。そ

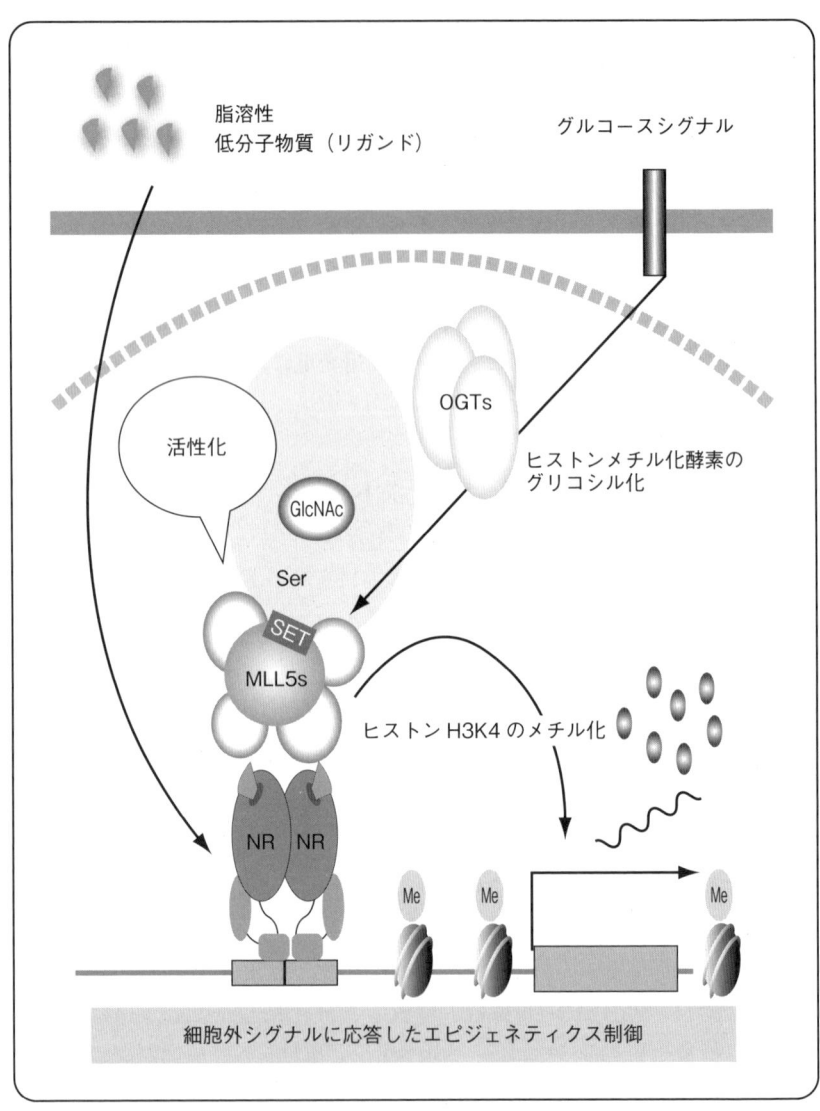

図 1-16 MLL5 を介する RA 分化誘導の制御機構
MLL5 は核内での糖付加修飾によって活性化し,細胞分化に伴うクロマチン構造変換を促進する。

文献 20)より

の結果，H2B S112に近接するH2B K120モノユビキチン（H2B ub）化とクロストークする可能性を見いだした。すなわち，H2B ub化は，H2B S112 O-GlcNAc化により促進されることが，in vitro系，in vitro細胞系で証明できた[27]。また述べたように，このGlcNAc化は細胞外グルコース濃度や細胞内のエネルギー状態と密接に関係しているが，ユビキチン化促進にもこれらと密接な関連がみられた。またChIPシークエンスによるゲノムレベルでの俯瞰的な観察では，この2つのヒストンタンパク質修飾が，転写活性化されている遺伝子座近傍，特にプロモーターと遺伝子座内で重複して存在していることがわかった[27]。

H2B ubのヒストンコードの役割については，多岐にわたると予想されている。そのなかでも，この修飾はH3のN末端のアセチル化や転写活性化に関連するメチル化などの修飾の基盤であるとの指摘がされてきた。今回の著者らの成果から考え合わせると，H2B S112 GlcNAc化によるH2B ub化促進は，転写活性化の分子機序のひとつのように思われる（図1-17）[27]。グルコースは，先にも述べたようにATP産生の材料である一方，転写活性化の最低限の環境を整えるためのタンパク質修飾の材料・栄養素のひとつなのであろう。

4．おわりに

前項で述べたように，著者らは，糖代謝状態を反映するヒストン栄養マーカーとしてのヒストンGlcNAcが，ヒストンコードのひとつであるという仮説を提唱している[25,26]。またこの制御は，ビタミンAの作用発現制御の一端を担っているように思える。一方で，ビタミンA，Dは，よりダイナミックな染色体構造調節を伴って転写制御を行っている。このように現在さまざまな栄養素による遺伝子発現パターンの調節が観察されつつあるが，このようなパターン変動の背景にある分子機構の少なくとも一端は，本稿で述べてきたように転写制御や染色体構造調節なのである。

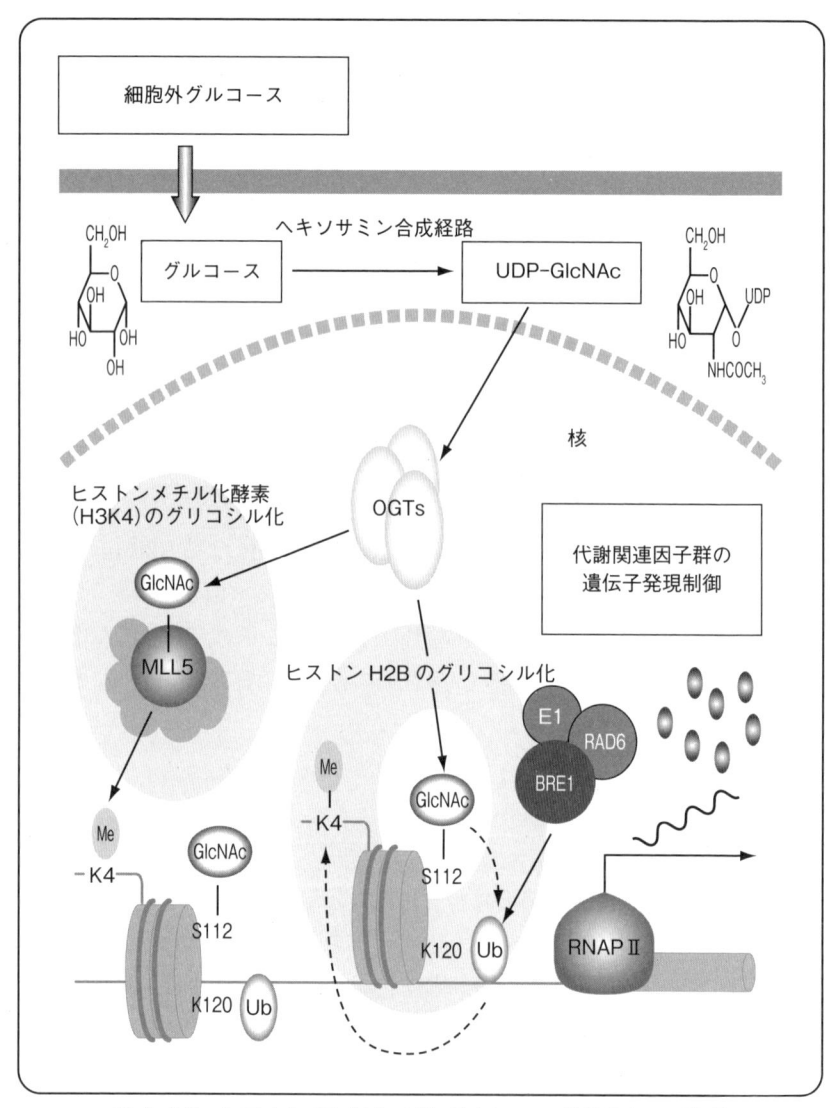

図1-17 ヒストンGlcNAcはヒストンコードのひとつである
本研究からH2B S112 GlcNAcが1つのヒストンコードであることを示している。このGlcNAc化は，H2B K120 ub化を指示するヒストン修飾のようである。H2B K120 ubは，遺伝子の活性化に重要なヒストンコードであることがすでに知られているため，H2B S112 GlcNAcは染色体の活性化を保証するヒストンコードと考えられる。

文 献

1) 日本ビタミン学会（編）：ビタミン総合事典. 朝倉書店, 2010.
2) 武藤泰敏：レチノイド・カロチノイド. 南山堂, 1997.
3) 中村利孝, 松本俊夫, 加藤茂明：骨代謝と活性型ビタミンD. ライフサイエンス社, 2006.
4) 妹尾春樹, 吉川 究, 三浦光隆ほか：ビタミンA貯蔵細胞研究からの新知見. ビタミン, 2010；84（1）；7-16.
5) 西澤良記：ビタミンDと腎. 医薬ジャーナル社, 2010.
6) 加藤茂明：シグナル受容を考える. 実験医学, 2006；24；20-28.
7) 加藤茂明：ステロイドスーパーファミリー. 内分泌・代謝疾患. 別冊・医学のあゆみ（赤沼安夫, 藤田敏郎, 門脇 孝編集）. 医歯薬出版, 1997, pp.10-13.
8) 加藤茂明：受容体がわかる. 羊土社, 2003.
9) Mangelsdorf D.J., Thummel C., Beato M. et al.：The nuclear receptor superfamily: the second decade. Cell, 1995；83；835-839.
10) 加藤茂明：脂溶性ビタミン核内レセプターによる転写制御の分子メカニズム. 転写因子の機能（石井俊輔, 加藤茂明, 半田 宏, 藤井義明ほか編）. 共立出版, 2001, pp.1534-1545.
11) O'Malley B.W.：Coregulators: from whence came these "master genes". Mol Endocrinol, 2007；21；1009-1013.
12) Kato S., Yokoyama A. and Fujiki R.：Nuclear receptor coregulators merge transcriptional coregulation with epigenetic regulation. TIBS, 2011；36（5）；272-281.
13) Li B., Carey M. and Workman J. L.：The role of chromatin during transcription. Cell, 2007；128；707-719.
14) Saha A., Wittmeyer J. and Cairns B. R.：Chromatin remodelling：the industrial revolution of DNA around histones. Nat Rev Mol Cell Biol, 2006；7；437-447.
15) Luger K., Mäder A. W., Richmond R. K. et al.：Crystal structure of the nucleosome core particle at 2.8 A resolution. Nature, 1997；389；251-260.
16) Strahl B. D. and Allis C. D.：The language of covalent histone modifications. Nature, 2000；403（6765）；41-45.
17) Jenuwein T., and Allis C.D.：Translating the histone code. Science, 293；

2001 ; 1074-1080.
18) Kouzarides, T.:Chromatin modifications and their function. Cell, 2007;128 (4); 693-705.
19) Shi Y., and Whetstine J.R. : Dynamic regulation of histone lysine methylation by demethylases. Mol Cell, 2007 ; 25 ; 1-14.
20) Fujiki R., Chikanishi T., Hashiba W. et al. : GlcNAcylation of a histone methyltransferase in retinoic-acid-induced granulopoiesis. Nature, 2009 ; 459 (7245) ; 455-459.
21) Rosenfeld M.G., Lunyak V.V. and Glass C.K. : Sensors and signals : a coactivator/corepressor/epigenetic code for integrating signal-dependent programs of transcriptional response. Genes Dev, 2006 ; 20 (11) ; 1405-1428.
22) Wu S.C. and Zhang Y. : Active DNA demethylation : many roads to Rome. Nat Rev Mol Cell Biol, 2010 ; 11 ; 607-620.
23) Baba A., Ohtake F., Okuno Y. et al. : PKA-dependent regulation of the histone lysine demethylase complex PHF2-ARID5B. Nat Cell Biol, 2011 ; 13 ; 668-675.
24) Hart G.W., Housley M.P. and Slawson C. : Cycling of O-linked beta-N-acetylglucosamine on nucleocytoplasmic proteins. Nature, 2007 ; 446 (7139) ; 1017-1022.
25) Slawson C. and Hart G.W. : O-GlcNAc signalling: implications for cancer cell biology. Nat Rev Cancer, 2011 ; 11 ; 678-684.
26) 加藤茂明，岡田麻衣子，藤木亮次：恒常性とエピゲノム対応．実験医学，2011 ; 29 ; 2211-2216.
27) Fujiki R. et al. : GlcNAcylation of histone H2B facilitates its monoubiquitination. Nature, 2011 ; 480 ; 557-560.

参考文献
1) 加藤茂明：現代栄養学のための分子生物学入門．光生館，2010．
2) 米田悦啓，木村　宏，五十嵐和彦ほか（編）：細胞核の世界．共立出版，2007．
3) 島本　功，飯田　滋，角谷徹仁：植物のエピジェネティクス．秀潤社，2008．
4) 加藤茂明：転写制御とエピジェネティク．南山堂，2008．

═══第2章═══

細胞・組織特異転写因子ネットワークとDNAメチル化

廣澤瑞子, 八木慎太郎, 塩田邦郎

1. はじめに

 ヒトの身体は,受精卵が細胞分裂・増殖・分化を繰り返した末,最終的には,60兆個を超えるおよそ200種類のさまざまな形態や機能をもつ細胞で構成される。200種類の細胞のもつゲノム配列は,一部例外を除いてどの種類の細胞でも基本的には同じである。細胞の多様化が生じる仕組みは,各細胞の種類に応じた特定の遺伝子のみが活性化し,他の遺伝子はいわば休眠状態となることによる。つまり,さまざまな種類の細胞の違いは,すべての細胞が所有する設計図としての遺伝情報,ゲノムDNAは共通であるが,各細胞がその設計図のどの部分とどの部分を使って組み立てを行っていくのかを選択することによっている。DNAに書き込まれた遺伝情報が,いつ,どこで,どのように働くかを制御する仕組みの解明には,エピジェネティクスの理解が不可欠である。

 いったん分化を果たした細胞は,世代を超えてその遺伝子発現パターンを維持していくことになる。設計図のどの部分を選択しそれに従っていくのかという情報を細胞世代を超えて継承していくには,各細胞特異的遺伝子発現の制御を記憶する機構が必須であり,それはまさにエピジェネティクスと呼ばれるメカニズムによっている。

 設計図の見方や取扱い方を間違えると不都合が生じることを考えれば,エ

───────────────
東京大学大学院農学生命科学研究科応用動物科学専攻

ピジェネティクスの破綻が異常な細胞を生み出すことは容易に想像できる。事実，エピジェネティクス制御は，がんをはじめ，慢性疾患などの病気とのかかわりをもつことが，近年解明され始めている。エピジェネティクス機構は，さまざまな細胞から成る個体を形成維持するまでの分化過程には欠かせない機構であり，その異常が，われわれの一生涯にわたって影響を及ぼすことになる。遺伝子の発現制御の要となるエピジェネティクス機構についての研究は，今最も注目されている生命科学の研究分野のひとつと言える。

2．エピジェネティクスとは

(1) エピジェネティクスの定義

　哺乳類ゲノムは，さまざまな核タンパク質と共にクロマチンを形成している。エピジェネティクスは，「DNA塩基配列の変化を伴わず，細胞分裂後も継承される遺伝子機能の変化を研究する学問領域」と定義される。エピジェネティクスとは，ゲノムに書かれた遺伝情報を変更することなく，遺伝子発現を制御する現象の総称である。DNAメチル化とヒストンの修飾が，エピジェネティクス制御の主な機構で，クロマチンの構造に影響を与える。

　遺伝子の転写が活発な領域はユークロマチンと呼ばれ，クロマチンが弛緩した状態であるのに対し，強くたたまれ凝集した領域は不活性化された領域であり，ヘテロクロマチンと呼ばれる。これまで，セントロメアやテロメアなど遺伝子のほとんど存在しない領域がヘテロクロマチンの代表とされ，遺伝子が多く存在するかどうかが，クロマチン構造の鍵を握ると考えられてきた。近年，クロマチン構造のダイナミクスは細胞の種類によっても異なり，遺伝子の発現をはじめ，DNAの制御に積極的な役割を果たしていることがわかってきている。DNAメチル化とヒストンの修飾の組み合わせによって，クロマチンの弛緩・凝集など，その構造が変化する仕組みが，エピジェネティクス制御である[1]（図2-1）。

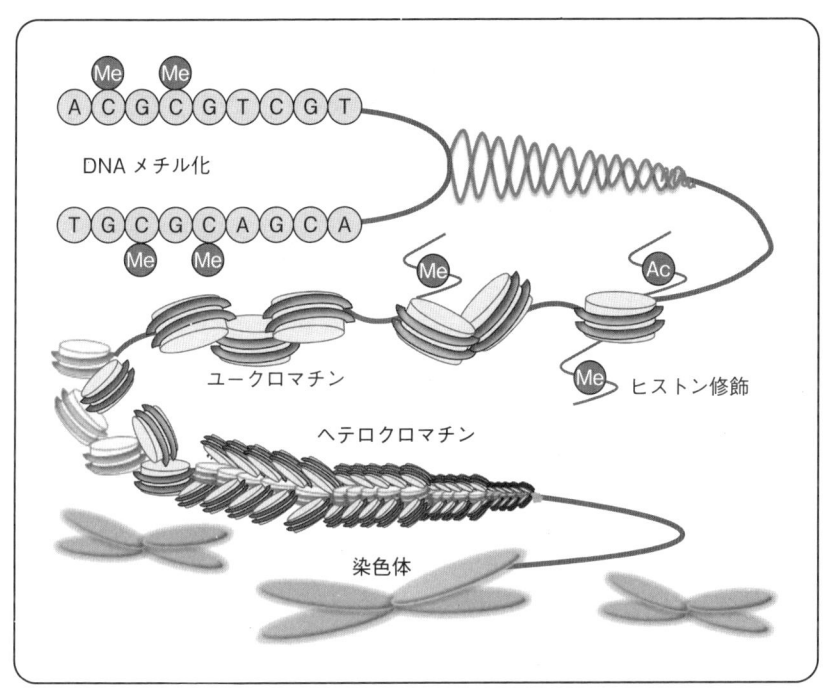

図2-1　エピジェネティクス機構
エピジェネティクスの主な機構はDNAメチル化とヒストン修飾で，クロマチン構造に変化をきたす。

(2) エピジェネティクスの位置づけとは

　ゲノムDNAの遺伝子情報は塩基配列から成る一次情報で，そこから生物種や個体差を区別することは可能でも，細胞や組織を規定することは不可能である。一方，mRNAやタンパク質の発現の情報は，その瞬間の細胞・組織を特徴づける情報であることには間違いないが，世代を超えてそれらの情報を継承する術がない不安定な情報であって，組織・細胞を規定するのに用いるのは困難である。エピジェネティクス情報とは，DNAメチル化とヒストン修飾による多次元の情報層から成り，ゲノムDNAの現在の活性化状況ばかりか，過去・未来の活動状況をも反映した形で，細胞分裂をまたいで細胞に継承されうる。エピジェネティクス情報は，個体の生涯を通じて極めて

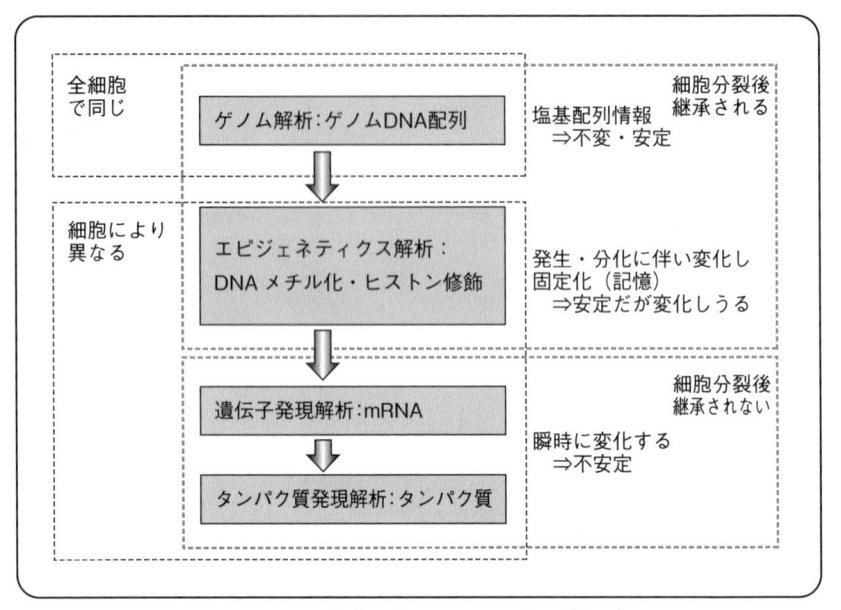

```
┌─────────────────────────────────────────────────────┐
│ ┌─────┐ ┌─────────────────────────┐                │
│ │全細胞│ │ ゲノム解析：ゲノムDNA配列 │  細胞分裂後    │
│ │で同じ│ │                         │  継承される    │
│ └─────┘ └─────────────────────────┘  塩基配列情報   │
│                    ↓                  ⇒不変・安定  │
│ ┌─────┐ ┌─────────────────────────┐                │
│ │細胞に│ │ エピジェネティクス解析： │  発生・分化に伴い変化し│
│ │より  │ │ DNAメチル化・ヒストン修飾│  固定化（記憶）│
│ │異なる│ │                         │  ⇒安定だが変化しうる│
│ └─────┘ └─────────────────────────┘                │
│                    ↓                                │
│         ┌─────────────────────────┐  細胞分裂後    │
│         │ 遺伝子発現解析：mRNA     │  継承されない  │
│         └─────────────────────────┘  瞬時に変化する│
│                    ↓                  ⇒不安定      │
│         ┌─────────────────────────┐                │
│         │ タンパク質発現解析：タンパク質│            │
│         └─────────────────────────┘                │
└─────────────────────────────────────────────────────┘
```

図2-2　エピジェネティクス研究の位置づけ

エピジェネティクス研究は、ゲノム解析とそれを利用した結果である mRNA, タンパク質を対象とした解析の橋渡しをする。

安定であるゲノム情報と、瞬時に変化するmRNA, タンパク質発現情報の中間に位置し、それらをつなぐ情報として、細胞のアイデンティティの確立と維持に不可欠である（図2-2）。

（3）エピジェネティクス制御と転写因子による遺伝子制御

　遺伝子発現調節の主役と言えば、転写因子が長年にわたり君臨してきたことに疑いはない。しかし、転写因子がうまく作用するためには、DNAとヒストンの複合体であるクロマチン構造がどのような状態になっているのかが重要である。DNAメチル化とヒストン修飾に基づくクロマチン構造を介した遺伝子発現制御と転写因子による遺伝子発現制御との関係は、ラジオのメインスイッチとボリュームスイッチにたとえることができる。メインスイッチが切られた状態、つまりクロマチンの凝集が起こっていると、ボリューム

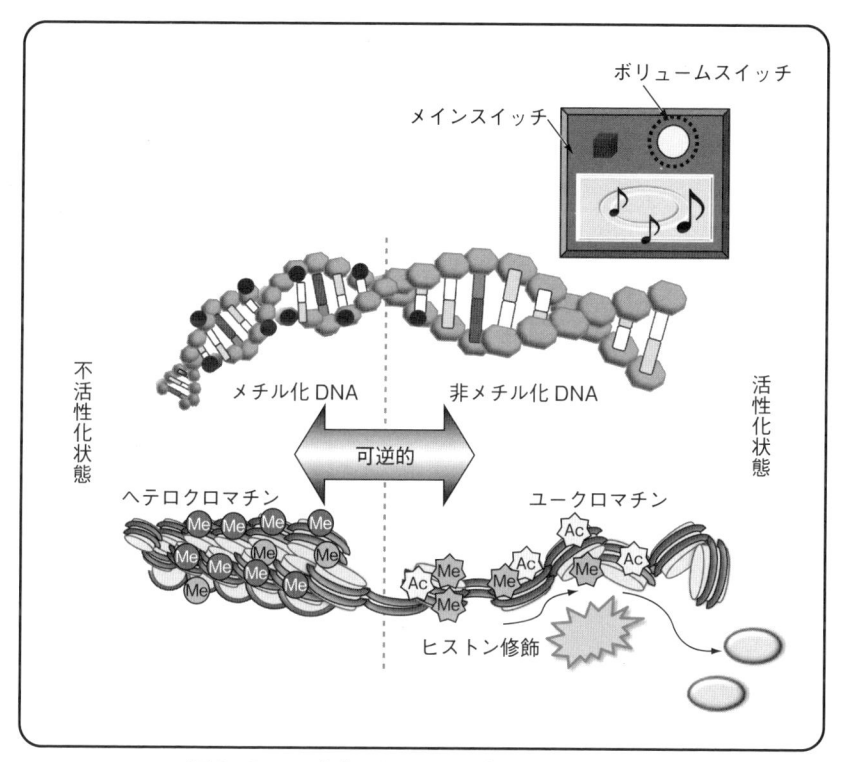

図2-3 エピジェネティクス制御と遺伝子発現
　ラジオにたとえると，DNA メチル化とヒストン修飾に基づくクロマチン構造の変化によるエピジェネティクス系が遺伝子発現のメインスイッチに相当し，転写因子による発現調節はボリュームスイッチに当たる．

スイッチをいくらひねったところで，転写因子による遺伝子の発現量は調節できない．以上のように，エピジェネティクス制御の2本柱の現象である"DNAメチル化とヒストン修飾"が巧みに協調しながら，膨大な数の遺伝子発現制御のベースとなり，遺伝子発現状況の形成に寄与し，細胞の個性を規定することになる．転写因子やエピジェネティクス制御に関与するタンパク質をコードする遺伝子がエピジェネティクス制御下にあることがわかっている（図2-3）．

(4) DNAメチル化と脱メチル化

　DNAメチル化研究は，1948年のウシ胸腺ゲノムにおいてメチル化DNAが発見されたことに端を発する。その後，半世紀を経てゲノムDNAのメチル化は，大腸菌から植物，動物まで広範な生物種のさまざまな生命現象に関係していることが明らかになってきた。哺乳類では，ゲノムDNAを構成するアデニン (A)，グアニン (G)，シトシン (C)，チミン (T) の4種類の塩基のなかで，主にCG配列（CG相補対との混同を避けるためCpGと記す）のシトシンの5位がメチル化を受け，5-メチルシトシンとなる（図2-4）。

　DNAメチル化はS-アデノシル-L-メチオニンをメチル基供与体としてDNAメチル基転移酵素によって行われる。これまでに，メチル基修飾の活

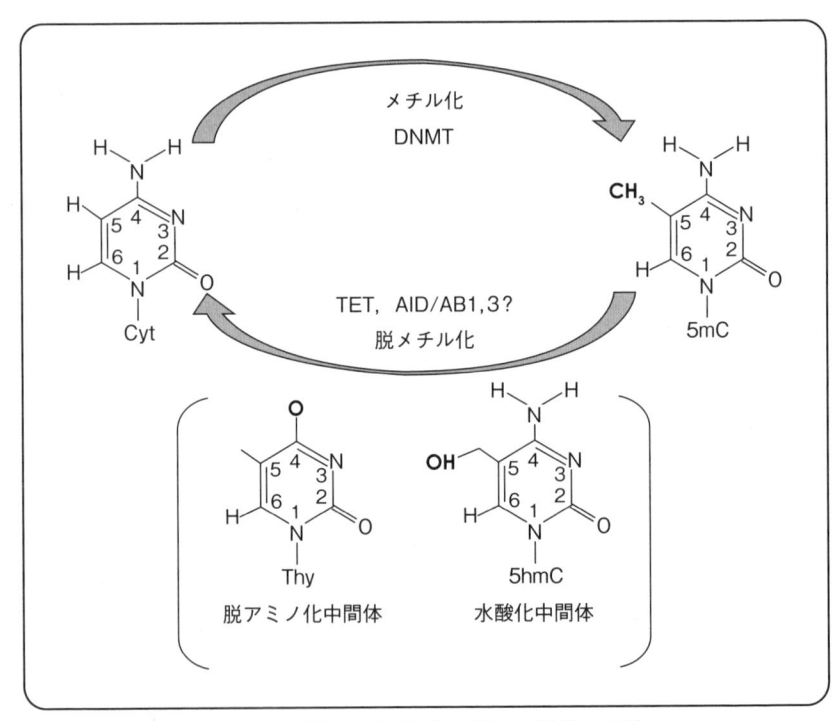

図2-4　DNAメチル化と脱メチル化の反応
シトシン残基の5位の炭素がメチル化される。脱メチル化が起こる際には，中間体の生成が必要であるとの報告がある。

性をもつ遺伝子として，*Dnmt1*，*Dnmt3a*，*Dnmt3b*の存在が知られている。DNAメチル基転移性は基質となるDNAの状態により2種類に分けられる。DNA複製時に親鎖上のメチル化修飾を認識し，娘鎖上にメチル化修飾を写し取る活性を維持型メチル化活性と呼び，DNMT1は維持型転移酵素である。一方，DNMT3aとDNMT3bは新規にメチル化修飾を行う活性，*de novo*メチル化活性を担う。

　DNA脱メチル化には受動的な機構と能動的な機構とが存在する．受動的な脱メチル化とは，DNAが複製されるとき親鎖側のメチル基を娘鎖側にコピーする"維持メチル化"が起こらないことにより娘鎖DNAにシトシンが

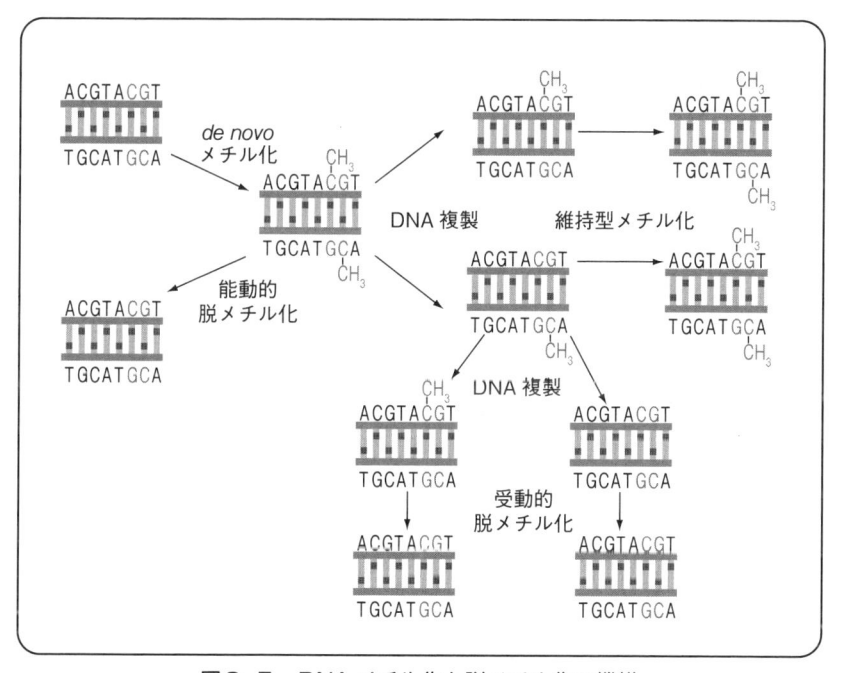

図2-5　DNAメチル化と脱メチル化の機構
　DNAメチル基転移酵素には，非メチル化DNAをメチル化する*de novo*メチル化活性とDNA複製に伴い，親鎖DNAのメチル化パターンを新生DNA鎖に付加する維持型活性が存在する。DNAメチル化は細胞世代を超えて継承されるが，受動的脱メチル化とはDNA複製の際に維持型メチル化が起こらないことによるもので，それとは別に能動的脱メチル化の機構も存在する。

取り込まれ，5-メチルシトシンが減少するものである。他方，能動的な脱メチル化はDNA複製には依存しない機構であり，受精直後の精子ゲノム，始原生殖細胞のゲノムや細胞分化後の一部の遺伝子プロモーターでこのようなDNA脱メチル化が観察されている。DNA脱メチル化を担う実体については近年まで不明であったが，最近になって，5-メチルシトシンから水酸化あるいは脱アミノ化を受けた中間体が生成し，それら中間体がDNA修復の際にシトシンに置換されるという能動的脱メチル化の経路が明らかになりつつある。DNA修復を介した能動的脱メチル化には，少なくともTETファミリー，AIDファミリーおよびBERグリコシダーゼなどの酵素が関与することが報告されている[2]（図2-5）。

（5）DNAメチル化の役割

DNAメチル化の役割として，一般的にメチル化されたゲノム領域では，転写が不活性化され，遺伝子発現は抑制されることが知られている。その仕組みとして，まず，DNAメチル化によって転写因子の認識配列への結合が阻害される，あるいは，DNAメチル化を認識して結合する一群のタンパク質が転写因子の結合を阻害するなど，DNAメチル化が転写因子の結合を物理的に阻害することがあげられる。また，メチル化DNA結合タンパク質などの構造的クロマチン因子が，DNAメチル化を指標として機能を発揮し，ヒストン修飾にかかわる酵素をリクルートするなど，クロマチン再構成（凝集）を伴った遺伝子の転写活性制御も行われる。

哺乳類のゲノムに存在する高度な反復領域は通常メチル化されているが，このメチル化が失われるとその領域には急速に変異が入るようになり，ゲノム全体の不安定化につながる。この結果として染色体異常が引き起こされ，多くの疾患やがんの悪性化の主要な要因となることが知られている。また，個々のメチル化シトシンに目を向けると，脱アミノ反応によってC-T転移を起こすため，自発的な変異を受けやすい傾向があるのも事実である。この特徴は，トランスポゾンのような寄生的なDNA配列を永久に無力化するという意味で，宿主ゲノムの防御に役立っている。つまり，DNAメチル化は

ゲノム恒常性維持，ゲノムの安定化にも役割を果たしている。

(6) ヒストン修飾とは

　核内では，DNAはコアヒストン八量体（H2A，H2B，H3，H4の各2つ）に巻きついたいわゆるヌクレオソーム構造を取っている。ヒストンのN末端はヒストンテールと呼ばれ，ヌクレオソームから飛び出した形で存在し，さまざまな分子修飾を受けている。メチル化，アセチル化，リン酸化，スモイル化，ユビキチン化，などに加え，最近，単糖（O-GlcNAc），あるいは，クロトニル化による新規の修飾様式も報告され，ヒストン修飾が発見されてから10年，すでに100種類以上のアミノ酸残基での修飾の存在が明らかにされたことになる。個々の修飾が単独で働く場合に加えて，各修飾の組み合わせによるクロストークも存在する。また，種々のヒストン修飾に特異的に結合するタンパク質が数多く同定されており，例えば，ヒストンメチル転移酵素など，ヒストン分子に修飾を書き込む"書き手"，"消し手"としては，ヒストン脱アセチル化酵素など修飾を除去する役目，そして，アセチル化であればブロモドメイン，メチル化であればクロモドメインのように，ヒストン修飾サイトに特異的に結合して，情報を読みとる"読み手"，これらが一丸となって，ヒストンによる情報伝達に寄与している[1]。

(7) ヒストン修飾の役割

　ヒストンには塩基性のアミノ酸が多く含まれ，負に帯電するDNAと通常固く結合しているが，ヒストンが分子修飾を受けることにより，ヒストンの正味の電荷が変化し，DNAとヒストンの結合が緩くなって，クロマチンのパッケージングに変化をきたす。また，ヒストン修飾を特異的に認識するタンパク質（上記の読み手に当たるタンパク質群）をリクルートすることによりクロマチン構造を制御する，あるいは，ヒストン修飾がクロマチンに特異的に結合している分子群との相互作用を阻害して，クロマチン構造に影響を与えることが報告されている。以上のように　ヒストン修飾は，直接的あるいは間接的にクロマチン構造制御に関与している[1]（図2-6）。

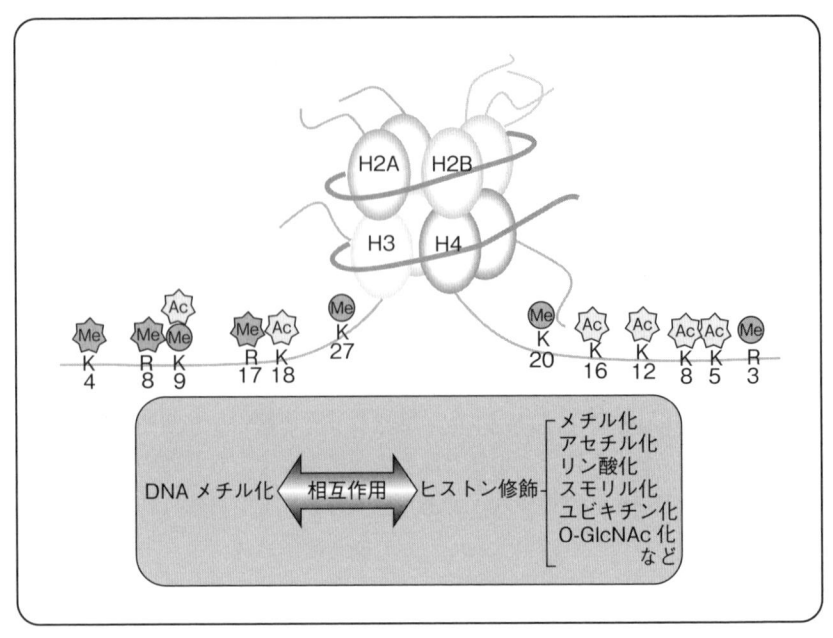

図2-6 ヒストン修飾の概要
コアヒストン H3 と H4 のメチル化，アセチル化修飾について示した。ほかにも多数の修飾が報告されている。DNA メチル化とヒストン修飾はお互いに依存関係にある。

3．DNA メチル化を特異的に受ける領域

(1) ゲノムインプリンティングと X 染色体不活化

哺乳類では父親由来，母親由来の2組の遺伝子セットをもっていて，通常は由来する親の性別に無関係に発現調節をされている。しかし，全体の約1%と見積もられる特定の遺伝子群は，同じ細胞の核内に存在し，同じDNA配列をもつにもかかわらず，どちらからの由来の遺伝子かによって，異なる発現調節を受ける。これは，精子あるいは卵子の形成時に，将来の発現を決定する目印がそれら特定の遺伝子に付加され，継承されるためである。その目印として，DNAメチル化が起こる領域は，特異的メチル化領域(differentially methylated region：DMR)と呼ばれている。インプリンティングを受ける遺伝子群の多く

はゲノム上にクラスター状に形成されていることが知られている[3]。

　X染色体上にある遺伝子の発現量は，雄（XY）と雌（XX）で同じになるように，厳密に調節される必要がある。このため，雌の胚発生過程では，2本のX染色体のうち一方が不活化される。哺乳類の雌の細胞では，父親由来と母親由来のX染色体のうちの一方がランダムに選ばれて不活性化されるが，有袋類の細胞，あるいはマウスやラットなどの齧歯類の胎盤を作る胚体外組織においては，ランダムに不活化が起こるのではなく，父親由来のX染色体が選択的に不活化されていることがわかり，インプリンティング型のX染色体不活化にもDNAメチル化が関与していることがわかっている。1つの細胞の中の一対の遺伝子コピーでさえ，DNAメチル化によって，その働きに変化を起こすことが可能である。

（2）T-DMRとは

　エピジェネティクス制御下にある遺伝子は，転写因子のみにより制御される遺伝子群と比べて，より厳密な制御を受け，発現の記憶は細胞分裂後も継承されうる。これらの遺伝子群は細胞分化や組織特異的な機能にかかわり，形質の維持に必須の遺伝子群が含まれる。このことから，DNAメチル化機構がさまざまな細胞の特異的な機能，形質の分子基盤になっていると考えられる。ゲノム上，細胞・組織特異的にメチル化される領域をT-DMR（tissue dependent differentially methylated region）と呼ぶ[4]。

　哺乳類のゲノムDNAのGC含量は約40％と低く，CpG配列の出現頻度は，確率論的に期待される数値の1/5から1/4しか存在しない。ゲノム上にはCpGアイランドと呼ばれる，CpG配列が比較的密に存在する領域がみられる。CpGアイランドの多くはハウスキーピング遺伝子や，組織特異的な発現を示す遺伝子内およびその近傍に存在しており，そういったCpGアイランドをもつ遺伝子は全遺伝子の約半数を占めている。近年まで，正常細胞においてはCpGアイランドはメチル化されない領域で，その例外がゲノムインプリンティング，あるいはがん細胞のがん抑制遺伝子に認められるDNAメチル化の変化であるとされてきた。その背景があって，CpGアイランド

4. 細胞・組織特異的DNAメチル化領域

(1) CpGアイランドをもつ遺伝子領域のDNAメチル化

　スフィンゴ脂質リン酸化酵素1 (*Sphk1*) 遺伝子には，転写開始上流から遺伝子領域にかけてCpGアイランドが存在し，その中にT-DMRが存在する。遺伝子発現が認められる脳では低メチル化状態にあり，発現していない心臓では高メチル化状態にある。このT-DMRは，脳では胎仔期から成体まで通して低メチル化が保たれるのに対して，心臓ではその発生過程で徐々にメチル化されることがわかっている。ほかにもT-DMRを有するCpGアイランドが，*Maspin*遺伝子の発現制御に関与する領域に認められ，これらのT-DMRは遺伝子発現されていない細胞では高度にメチル化され，不活性化されている。*Sphk1*，*Maspin*のT-DMRのようにCpGアイランド全域にわたってではなく，その一端がメチル化修飾を受けていて，特にCpGアイランドとCpG配列が少ない領域の境界領域に存在しているT-DMRに対して，CpGアイランドの全域がメチル化されるクラスT-DMRも存在する。*Ant4*など生殖細胞で発現する遺伝子にみられ，CpGアイランドに存在するT-DMRはメチル化様式により2つのクラスに分けられることがわかる。

(2) 比較的CpGが多いがCpGアイランドをもたない遺伝子領域のDNAメチル化

　個体発生に必須なPOUファミリー転写因子のひとつであるOct4は，哺乳類の初期胚や胚性幹細胞（ES細胞）など，全能性や分化多能性を有する細胞で発現し，その他の分化した体細胞ではその発現が厳しく抑制されていて，多分化能維持のマスター遺伝子とされている。*Oct4*遺伝子の上流にはCpG

アイランドこそ存在しないが，CpG配列は比較的多く存在している。例えば*Oct4*遺伝子の発現がみられるES細胞では，制御領域のCpG配列はメチル化されておらず，遺伝子発現が可能な状態にある。それに対して，分化した細胞においては，制御領域のCpG配列は高メチル化状態になることがわかっている。すでに分化した体細胞においては，エピジェネティクス制御を手段として，他の方面に細胞が分化していくのを巧みに防いでいるのである。

(3) CpGが少ない遺伝子領域のDNAメチル化

さらに，CpG配列が極端に少ない遺伝子内にもT-DMRは存在する。性の分化を司る転写因子*Sry*遺伝子の領域（〜5kb）にはわずか16のCpG配列しか存在しない。*Sry*遺伝子は雄の性腺発生の極めて限られた時期にのみ発現するが，発生中の性腺細胞，この時期には*Sry*遺伝子の数個のCpG配列から成るT-DMRが性腺細胞においてのみ脱メチル化され，他の時期の細胞では

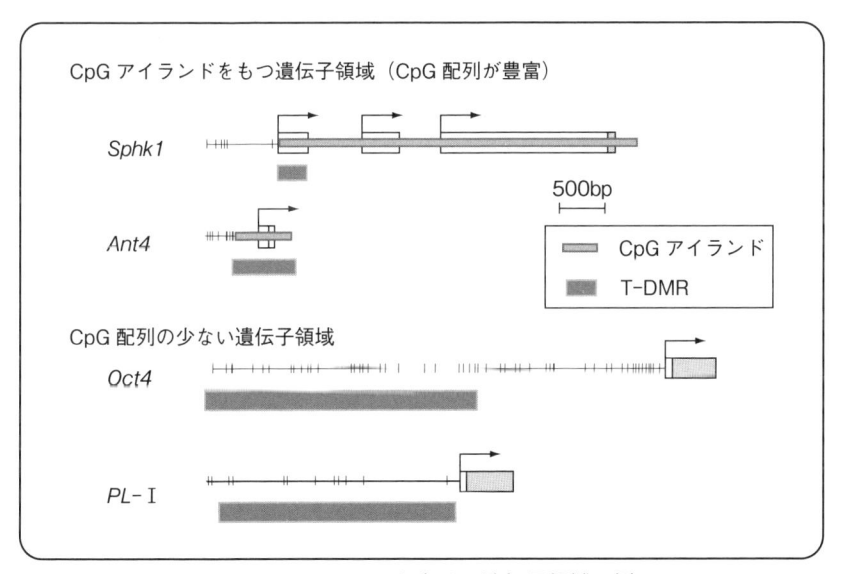

図2-7　T-DMRを有する遺伝子領域の例
CpGの多寡にかかわらず，組織や細胞種特異的にDNAメチル化されるT-DMRを有する遺伝子領域が存在する。

完全にメチル化され、その遺伝子発現は厳しく抑制された状態にあるのである。胎盤性ホルモンをコードする*PL-I*遺伝子も制御領域内に数個のCpG配列が存在するだけであるが、DNAメチル化によって発現が不活性化され、胎盤以外の組織では発現が全く検出されない。*Sry*遺伝子は有性生殖による種の維持に、また、*PL-I*は胎盤機能に不可欠であり、双方とも哺乳類の進化と大きくかかわる遺伝子である。哺乳類の進化の過程でCpG配列が減少してきたことを考えると、かつては現在に比べて豊富なCpG配列が存在していたはずで、逆に残存できたCpG配列が遺伝子制御に不可欠であったとも考えられる（図2-7）。

5．細胞の種類を決定する DNA メチル化プロフィール

（1）ゲノムワイドな解析による T-DMR の分布

上記の遺伝子を例にとっても、T-DMRの有無は一概にCpG配列の多寡では予測できないことがわかる。ゲノムワイドな網羅的なDNAメチル化解析によると、CpGアイランドをもたない遺伝子では、T-DMRは上流6kbから下流2.5kbまでほぼ均一に存在している一方で、CpGアイランドをもつ遺伝子は、転写開始点を含む約1kbの範囲にはT-DMRが少なく、転写開始点から2kb下流に集中しているという特徴が浮かび上がった。

興味深いのは、主に第一エキソン、イントロンの下流にも多数の遺伝子においてT-DMRが存在し、しかもこれらのT-DMRのメチル化と遺伝子発現には明瞭な負の相関が存在することである。従来、解析対象となっていた転写開始点の上流だけでなく、遺伝子領域内部（gene body）にもT-DMRが存在しているのである[5]。

これまで、非遺伝子領域の大部分を占める転移因子のほとんどはDNAメチル化修飾による転写制御を受け、転移因子というゲノム中の寄生因子の増殖を抑制する防御システムとしてDNAメチル化が機能するとされてきた。しかし、ES細胞においては、肝臓と比較して低メチル化状態を示す転移因子、SINE配列が発見され、非遺伝子領域もT-DMRを有する領域の候補と

なりうることがわかった[6]。

(2) DNA メチル化プロフィールとは

　ゲノム上には膨大な数のT-DMRが存在することがわかってきている。これらT-DMRには各細胞ごとにメチル化あるいは非メチル化のパターンが存在し，そのパターンの組み合わせは，細胞の種類に特有である。この細胞種固有のDNAメチル化パターンの組み合わせ，すなわちT-DMRの集合をメチル化プロフィールと呼ぶ。すべての細胞は固有のDNAメチル化プロフィールを有する。細胞の集合体である組織レベルでも組織固有のDNAメチル化プロフィールをもつ。

　エピジェネティクス制御下にある遺伝子は，転写因子のみにより制御される遺伝子群と比べて，より厳密な制御を受け，発現の記憶は細胞分裂後も継承されうる。これらの遺伝子群は細胞分化や組織特異的な機能にかかわり，形質の維持に必須の遺伝子群が含まれる。このことから，DNAメチル化機構がさまざまな細胞の特異的な機能，形質の分子基盤になっていると考えら

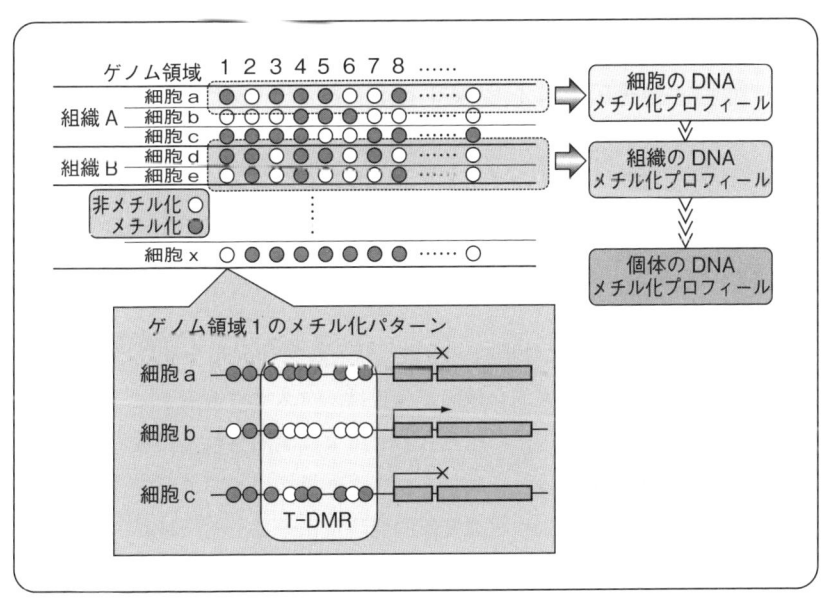

図2-8　DNAメチル化プロフィール

れる（図2-8）。

（3）細胞系列を反映するDNAメチル化プロフィール

　DNAメチル化プロフィールは，細胞・組織機能そのものとして，さまざまな細胞の特異的形質の分子基盤になっていることがわかる。細胞・組織のDNAメチル化プロフィールについてクラスター解析の結果，例えば，精巣と精子，前駆脂肪細胞と脂肪細胞，栄養膜幹細胞と胎盤栄養膜細胞など，発生上近縁あるいは同じ細胞系列の細胞では類似したプロフィールを示し，同様の多分化能をもつと考えられる未分化ES細胞と未分化EG細胞も同様に類似したクラスターを形成した。逆に発生上異なった細胞，例えば，生殖細胞と体細胞などでは，その違いが大きいことが明らかになった。これらの結果は，DNAメチル化プロフィールの差異の大小が発生系譜上の位置関係，形質上の類似性を反映しているものであることを示している。すなわちDNAメチル化プロフィールは細胞の同一性や類似性，あるいは隔たりを知るよい指標となり，DNAメチル化プロフィールをもとにすれば，細胞形質や発現マーカーが不明であっても細胞の特定が可能になる。

（4）細胞・組織の機能を反映するDNAメチル化プロフィール

　DNAメチル化プロフィールは各細胞・組織に特有の機能が反映されている。例えば，肝臓で低メチルであるT-DMRをもつ遺伝子には，脂質代謝などの肝臓の機能に関係する遺伝子が，脳で低メチル化であるT-DMRをもつ遺伝子については，シナプスなど脳特有の機能に関連する遺伝子が有意に多く含まれているのである。

　さらに，DNAメチル化は細胞・組織に特有な機能発現を多段階で調節している。例えば，組織特異的な遺伝子発現は，マスター遺伝子とみなすことができるいくつかの転写因子の組み合わせにより調節されていることが知られている。成体の組織では，これらのマスター遺伝子，およびマスター遺伝子のターゲットとなる下流の組織特異的発現遺伝子は，組織特異的かつ協調的にメチル化制御されていることがわかってきた。

　また，細胞・組織特異的に働くカスケードに注目すると，カスケード上の

複数の遺伝子にT-DMRが存在し、臓器ごとのカスケードの使い分けを明瞭に区別できる。転写因子ネットワークと同様に細胞で働くカスケードもエピジェネティクス制御下にあるのである。

細胞・組織固有の転写因子ネットワークが各細胞・組織で機能するためにも、DNAメチル化プロフィールによる制御が行われている。つまり、細胞・組織特異的機能はエピジェネティクス制御レベルで厳密に制御されていると考えてよい[5]。

(5) 核内ミトコンドリア遺伝子のDNAメチル化プロフィール

エネルギー産生という重要な機能を担うミトコンドリアは独自のDNAを有する細胞小器官で、1,500以上のタンパク質が存在している。ミトコンドリアDNAにコードされるタンパク質はわずか13種類にすぎず、ほとんどのミトコンドリア遺伝子は核内DNAにコードされている。

核内ミトコンドリア遺伝子の少なくとも約7割にはT-DMRが存在し、なかには、さまざまなミトコンドリア機能にかかわる遺伝子のほか、疾病の原因として知られている遺伝子が含まれていた。脳、肝臓、心臓の比較において、各組織特異的な転写因子の遺伝子領域において、組織特異的に低メチル化が認められる事実と、ミトコンドリアにおけるタンパク質組成の違いは、組織に依存した核内ミトコンドリア遺伝子の発現に影響しているとの報告もあわせて、核内ミトコンドリア遺伝子のメチル化状態は、組織特異的なミトコンドリアの機能発揮の基盤であると言える。

エネルギー産生工場としてのミトコンドリアの調子が悪くなれば、糖尿病やメタボリックシンドロームなどの生活習慣病の発症の原因となる。またミトコンドリアから漏れ出してしまう活性酸素は、アルツハイマー病といった老化に伴う脳変性疾患の原因となったり、がん発症にも深くかかわっている。このようにミトコンドリアの機能不全はさまざまな疾病を引き起こすため、ミトコンドリア機能を細胞あるいは組織特異的に厳密な管理下に置くためには、核内ミトコンドリア遺伝子のエピジェネティクス制御が有用な手段であったことは容易に想像できる[7](図2-9)。

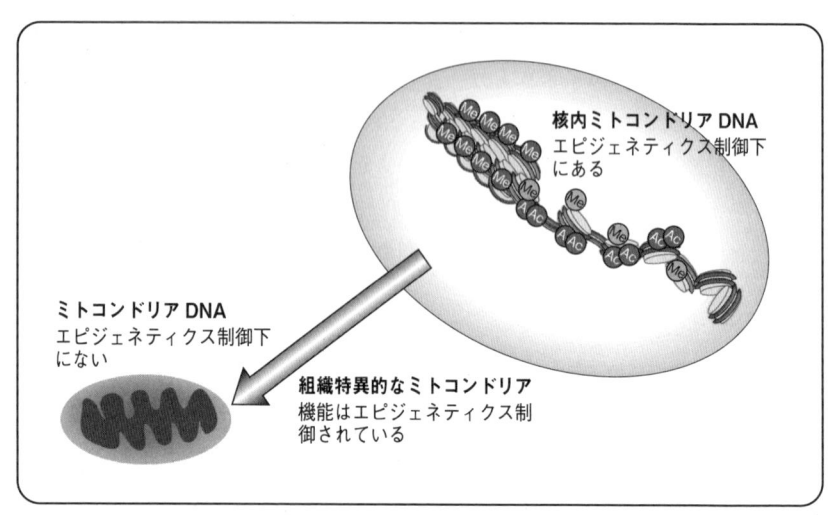

図2-9　核内ミトコンドリア遺伝子のDNAメチル化解析

6．エピジェネティクスによる細胞の評価

(1) 正常と異常の評価

　ゲノムワイドなDNAメチル化プロフィールに変化が起きると，細胞・組織の異常につながり，機能破綻を引き起こすことは容易に想像できる。細胞に固有なメチル化プロフィールは，異常な形質をもつ細胞でも固有なものであることには変わりなく，実際，がん細胞やがん組織のプロフィールは正常な細胞・組織とは異なっている。

　現在までに，哺乳類の体細胞移植によるクローン動物は，ヒツジ，ヤギ，ブタ，マウス，ウシ，ネコなどさまざまな種で報告されているが，その発生率はどの種でも数％と非常に低い。また，誕生しても胎盤の形態異常などが頻繁にみられ，肥満，短命などのドナーではみられなかった異常が現れるとの報告がある。事実，クローンマウスの胎盤と新生仔の皮膚で，CpGアイランドのDNAメチル化状態を解析したところ，全体の0.3％に異常が検出された。クローン動物はドナーの完全なるコピーとして捉えられている

が，遺伝子領域のDNAメチル化に関しては完全なるコピーではなく，若干の異常が存在するのである。誕生に至ったクローン動物の有する潜在的なメチル化異常は，一定の期間を経て，あるいは特定の細胞種での遺伝子発現異常を引き起こす可能性があり，潜在的なメチル化異常によって短命，肥満などのクローン動物の表現型が出現するとも考えられる。

　以上のように，ゲノムワイドなエピゲノム解析とは細胞の新たな規定方法であり，細胞機能の正常・異常の解析方法として利用可能である。

(2) iPS細胞の評価

　再生医療の切り札として胚性幹細胞（embryonic stem cell：ES細胞）が長年注目を集めてきたのは，受精卵由来の内部細胞塊から樹立され，生体を構成するすべての種類の細胞へと分化する能力（分化多能性）を有することによる。しかし近年，マウス線維芽細胞からの人工多能性幹細胞（induced pluripotent stem cell：iPS細胞）樹立の成功が，驚きと共に多大な期待をもって受け入れられ，現在iPS細胞への注目は高まるばかりである。

　iPS細胞の樹立以来，iPS細胞のメチル化解析によっては，分化多能性のマスター遺伝子である*Nanog*遺伝子のメチル化状態がES細胞に類似していることをはじめとして，ヒトES細胞において低メチル化である100程度の領域が注目され，これまでは低メチル化領域に焦点を当てて，iPS細胞を含めた多能性幹細胞の評価に用いられてきた。しかし，先に述べたように，DNAメチル化プロフィールは低メチル化と高メチル化，双方の組み合わせによって細胞制御の情報基盤となっているため，高メチル化T-DMRのみを用いてプロフィールを作製してみると，iPS細胞はES細胞とも体細胞とも異なるDNAメチル化プロフィールを有していた。つまり，現在の手法を用いて樹立したiPS細胞には，ES細胞に比べてメチル化が不十分な遺伝子が多く存在するということになる。

　iPS細胞の応用を考えたとき，個々のiPS細胞の質をどのような方法で評価するかは重要な課題である。ゲノムワイドなメチル化情報は，特に生体内での実験が困難であると想定されるヒトiPS細胞の評価に力を発揮すること

が強く期待される[8]。

(3) 慢性疾患とエピジェネティクス

　慢性疾患の発症は，細胞内・外のシグナル伝達系の異常を伴うとしても，慢性疾患の根本には，まさに，塩基配列の変異を伴わない長期的・持続的な遺伝子利用の変化があることに間違いはなく，エピジェネティクスの重要性が浮かび上がる。DNAメチル化プロフィールを含めたエピジェネティクス制御の異常が，細胞組織の機能破綻を引き起こすことは容易に想像でき，それが細胞世代を超えて継承されることから，エピゲノムは病気の診断治療，あるいは予防などに必須な情報であると考えられる。老化をエピジェネティクス変化と捉えると，若齢および老齢における細胞組織のエピジェネティクス情報の比較は，多様な慢性疾患が年齢依存的に起こるのかを理解するうえで重要な一歩となりうるであろう[9]。

(4) エピジェネティクスに影響を与える栄養因子

　慢性疾患の発症は，年齢ならびに栄養状態を含むさまざまな要因に依存する。事実，これまでにエピジェネティクス制御に影響を与える栄養因子が報告されている。

　S-アデノシル-L-メチオニンが，DNAメチル化やヒストンメチル化のメチル供与体であるため，少なくともアミノ酸代謝経路はエピジェネティクス制御に直結しており，栄養因子とエピジェネティクス異常の観点からも，アミノ酸代謝経路は注目に値する。事実，葉酸，メチオニン，コリンは，S-アデノシル-L-メチオニンを介してメチル基を供与するので，エピジェネティクスに影響を与える栄養因子の代表で，これらを欠乏した食事を摂取することと腫瘍形成との関連性が示唆されている。さらに，胎児期の栄養状態もまた，エピジェネティクス系に影響を及ぼしていることが明らかにされており，マウスを使った実験では，母親に与える葉酸の量によって出生後の2型糖尿病への罹患率が変化することや，コリン欠乏食が胎仔の海馬の発達異常を起こし，記憶力の程度に差が生じ，これらはいずれもDNAメチル化の状

態の異常が関与していると考えられている。

　栄養因子がエピジェネティクス系に与える研究は始まったばかりである。短期的な食品の評価に加えて，慢性疾患の発症を念頭においた長期的な作用についての研究が進んでいくことが期待される。

7．エピジェネティクスに影響を与えるエピ変異原

(1) エピ変異原とは

　エピジェネティクスを継承していくためのDNAメチル基転移酵素やヒストン修飾酵素，あるいはこれら酵素の基質や補酵素，さらにはこれらに関与する分子修飾や細胞内移動などが影響を受けた場合，それらはすべて，エピジェネティクス制御系の混乱を招き，細胞のゲノム機能は不可逆的な変化を起こす可能性がある。従来，がん化などの細胞形質の不可逆的な変化は，ゲ

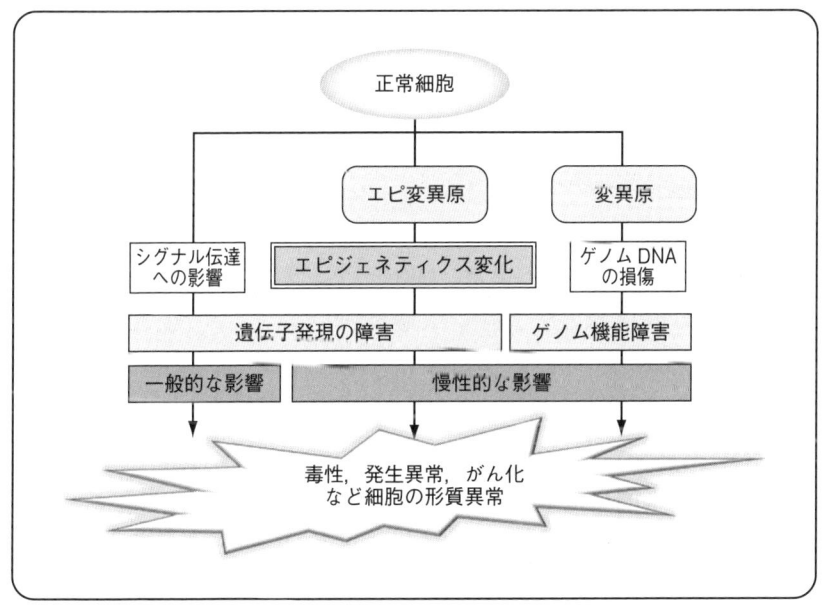

図2-10　変異原およびエピ変異原による細胞形質への影響

ノムの塩基配列の変化を伴う突然変異によるとされてきたが，エピジェネティクスの変異によっていったんDNAメチル化プロフィールに乱れが生じれば，細胞の形質異常が細胞世代を超えて慢性的に持続する可能性がある。ゲノムの塩基配列に変化を起こす物質のことを変異原と呼ぶのに対し，エピジェネティクスに変化を起こすものはエピ変異原と呼ばれる（図2-10）。

（2）環境化学物質のエピ変異原性

上記の汎用試薬以外にも，近年，われわれはさまざまな環境化学物質，例えば農薬，殺虫剤，食品添加物などに曝露されており，母体中に存在する環境化学物質の一部は胎児の発生に影響を及ぼす可能性が懸念されてきていた。事実，ES細胞のDNAメチル化プロフィールに影響を与える化合物として水銀，セレンなどの重金属に加え，タバコの煙から体内で生成されるコチニン，また，害虫除去に用いられるS-421が，エピジェネティクス情報に影響を与える環境化学物質であることが明らかになってきている。これらエピ変異原性を有する環境化学物質では，もとより毒性が懸念されていたが，ここで驚くべきは，臍帯血中に含まれる程度の低濃度においてエピジェネティックな影響がみられたことである[10]。

上記のように栄養因子，そしてさまざまな環境化学物質のなかにエピ変異原が存在するという事実は，いまやDNAの塩基配列に変異をもたらす"変異原性"を調べる従来の方法だけでは不十分であることを示唆している。エピジェネティクスの破綻は，異常な細胞を生み出すことになり，最終的にはがんや慢性疾患の原因となっていると懸念される以上，エピ変異原性化合物の探索および評価も，エピゲノム研究の一角を担う重要な課題であると言える。

（3）エピ変異原となりうる汎用試薬

分化，あるいは脱分化を誘導する化合物においてエピジェネティクスに焦点を当てると，思わぬ化合物がエピジェネティクス系に作用するエピ変異原として発見されている。てんかんの治療に用いられてきたバルプロ酸にヒス

トン脱アセチル化阻害作用がみつかっている。また酪酸ナトリウムはヒストン脱アセチル化酵素に強力な阻害作用があり，腸管上皮細胞の分化を促進する。ジメチルスルホキシド（DMSO）は細胞の凍結保存や脂溶性物質の溶媒として用いられ，しばしば細胞の形態や機能を不可逆的に変化させるが，それはDMSOがDNAメチル化プロフィールを変化させることに起因する可能性もある。このように，汎用性試薬のなかにもエピ変異原が含まれていることが明らかになってきている。

8. エピゲノム解析

（1）エピゲノムとは

　ヒトDNAゲノム全配列が公開されて利用可能になったことと前後して，これまでは遺伝子ひとつひとつについて語られていた，DNA→mRNA→タンパク質というセントラルドグマを基準とした個々の情報に加えて，情報を全体として概観するための技術も進歩してきた。例えば，ゲノム（genome）の"-ome"はラテン語で全体や総体という意味で，ゲノムが遺伝子全体を表す言葉であるように，この語にならって，転写されるRNAの全体像を表すトランスクリプトーム，細胞内のタンパク質の全体像をプロテオームなど，細胞や個体全体のあるシステムを表す言葉が定着してきており，それぞれ，ゲノミクス，トランスクリプトミクスなど，さまざまなオーミクス（-omics）という研究分野が確立しつつある。エピジェネティクス解析とは，エピジェネティクス修飾，すなわち，クロマチンを構成するDNAやヒストンなどに修飾基の付加・脱修飾を行う酵素，修飾基を認識する分子について，個々のゲノム領域において解析し，その解析結果からは，その領域の遺伝子活性状況がうかがい知れる。それに対して，エピゲノム解析とは，ゲノム配列上にマップした"エピゲノム情報地図"を作製することに相当し，その解析結果は，細胞種固有の表現型に対応すると考えられる（図2-11）。

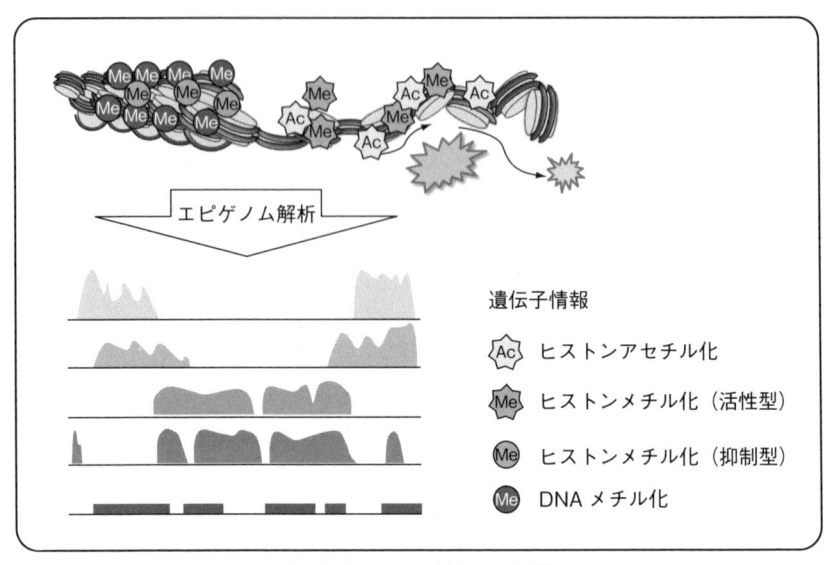

図2-11　エピゲノム解析
DNA メチル化およびヒストン修飾は互いに他に影響を与え，エピジェネティックな状況を形成・維持している。これらエピジェネティクス情報とゲノムの情報の解析をエピゲノム解析と言う。

(2) 網羅的なエピゲノム解析

　ゲノムワイドなエピゲノム情報を得るために，メチル化の有無によりゲノム DNA を分離する方法として，主にメチル化感受性制限酵素を利用する方法と，メチル化 DNA に結合する抗体やタンパク質を利用する方法があげられ，これらに大規模シークエンスを組み合わせたエピゲノム研究が開始されている。

　エピジェネティックな状況を総体として捉えるエピゲノムについての研究（エピゲノミクス）が進み，そのデータベース化も，現在国際的プロジェクトが牽引している。ヒトゲノムプロジェクトがヒトの疾患を研究するための基準であるゲノム配列を提供しているのと同様に，国際ヒトエピゲノムコンソーシアム（International Human Epigenome Consortium：IHEC）は，ヒトの疾患の予防，診断と治療のブレークスルーのための道を開く計画として，健康

や病気に関連する重要な高解像度のエピゲノムマップを提供することを目的としている。

9. おわりに

　現在，ゲノム全体のエピジェネティクス状態を網羅的に解析するエピゲノム解析が加速している。これら解析の蓄積により，ゲノム上には膨大な数のT-DMRが散在していることが明らかになった。細胞・組織特異的に発現する遺伝子にはT-DMRが存在し，一般的にT-DMRのメチル化と遺伝子発現には強い相関が認められる。さらに細胞・組織特異的な転写因子とその標的遺伝子領域が共にT-DMRをもっており，細胞・組織固有の転写因子ネットワーク自体もエピジェネティクス制御下にある。つまり，エピジェネティクス状態により細胞・組織が規定されており，DNAメチル化プロフィールは，細胞・組織の個性そのものと言える。DNAメチル化プロフィールを通して，現在および将来の細胞・組織特異的なゲノムの活動状況を把握することは，さまざまな生活習慣病を含む病気の診断，創薬標的探索，再生医療などに極めて有用で，エピゲノム解析が21世紀の生命科学領域の新たな分子基盤となることは間違いない。

文　献

1) Kouzarides T.：Chromatin modifications and their function. Cell, 2007；128；693-705.
2) Bhutani N., Burns D. M.and Blau H. M.：DNA Demethylation Dynamics. Cell, 2011；146；866-872.
3) Barlow D.P.：Genomic Imprinting：A Mammalian Epigenetic Discovery Model. Annu Rev Genet, 2011；45；379-404.
4) Shiota K.：DNA methylation profiles of CpG islands for cellular differentiation and development in mammals. Cytogenet Genome Res, 2004；105；325-334.
5) Yagi S.,Hirabayashi K.,Sato S. et al.：DNA methylation profile of tissue-dependent and differentially methylated regions (T-DMRs) in mouse promoter

regions demonstrating tissue-specific gene expression. Genome Res, 2008 ; 8 ; 1969-1978.
6) Muramoto H., Yagi S., Hirabayashi K. et al. : Enrichment of short interspersed transposable elements to embryonic stem cell-specific hypomethylated gene regions. Genes Cells, 2010 ; 5 ; 855-865.
7) Takasugi M.,Yagi s., Hirabayashi K. et al. : DNA methylation status of nuclear-encoded mitochondrial genes underlies the tissue-dependent mitochondrial functions. BMC Genomics, 2010 ; 19 ; 481-488.
8) Sato S., Yagi S., Arai Y. et al. : Genome-wide DNA methylation profile of tissue-dependent and differentially methykated regions (T-DMRs) residing in mouse pliripotent stem cells. Genes Cells, 2010 ; 5 ; 607-618.
9) Hirosawa-Takamori M., Lim H,W,, Yagi S. et al. : Epigenetics for biomedical sciences. Cornea, 2009 ; 28 ; 7-13.
10) Arai Y., Ohgane J.,Yagi S. et al. : Epigenetic assessment of Enviromental chemicals detected in maternal peripheral and cord blood samples. J Reproid Dev, 2011 ; 57 ; 507-517.

参考文献

1) 塩田邦朗ほか（編）：DNA メチル化研究法．学会出版センター，2006.
2) 中尾光善ほか（編）：実験医学増刊　ゲノムワイドに展開するエピジェネティクス医科学．羊土社，2006.
3) 塩田邦朗企画：特集：疾患解明への新たなパラダイム，エピジェネティクス．実験医学，2005 ; 123.

第3章
エピジェネティクス機構による代謝制御と病態

中尾光善, 日野信次朗

1. はじめに

　エピジェネティクスの機構には，DNAのメチル化，ヒストンなどのタンパク質の翻訳後修飾，クロマチン（ゲノムDNAとタンパク質の複合体）の形成，細胞核内の構造体の形成がかかわっており，これらで修飾されたゲノムをエピゲノムと呼ぶ。エピゲノムは，ゲノム上の個々の遺伝子発現を調節することで，多様な細胞機能を創出している。最近，環境因子がエピゲノムの修飾状態に影響を与えることが明らかになり，エピジェネティクス機構が多くの生命現象やヒトの疾患発症の基盤にかかわることが注目されている。

　本稿では，エピジェネティクス機構の全体像を踏まえて，代謝制御と栄養・生活習慣病などの観点から，生体の恒常性の維持とその破綻としての病態に関して概説し，最近の著者らの研究成果を紹介して，これからの医学・生命科学の展開を目指す契機としたい。

2. エピジェネティクスの分子機構

　1つの受精卵が増殖分化することで，組織・器官そして1つの個体を形成する過程が発生であり，その後，個体は成長し，時間経過と共に老化し，ときには生活習慣病やがんなどの病気を患うこともある。しかし，細胞や組織

熊本大学発生医学研究所

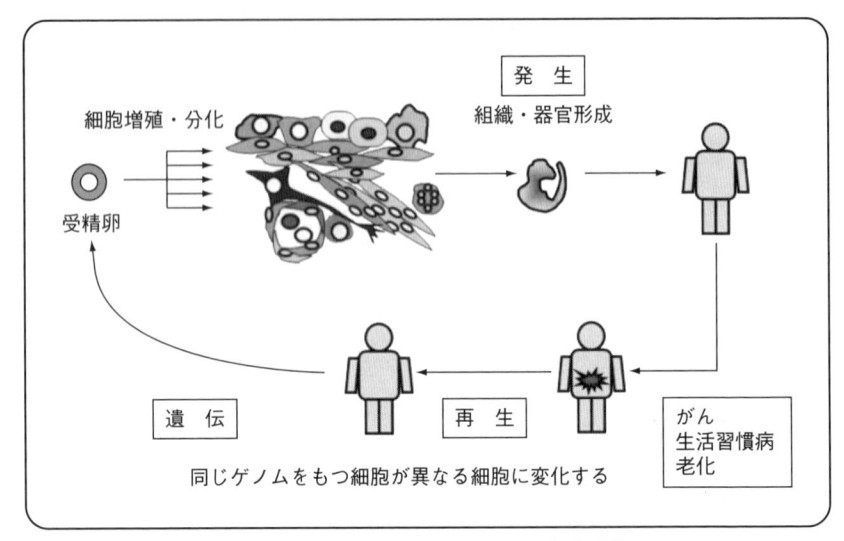

図3-1 エピジェネティックな生命現象

1つの受精卵から組織・器官，個体を形成する発生，その後の老化，がんや生活習慣病などの病気，自然治癒または医療による再生，生殖細胞を通した遺伝は，同じゲノムをもつ細胞が性質の異なる細胞に変化する，エピジェネティックな生命現象である。

文献3）より引用

の異常が起こっても，自然治癒または医療を受けることで修復し再生されることがある。また，個体は生殖細胞を通して次の世代にゲノムを伝える遺伝というステップがある（図3-1）。これらは，基本的に同じゲノムをもつ細胞が性質の異なる細胞に変化するというエピジェネティックな生命現象であると理解することができる[1-3]。細胞の分化や老化，人工多能性幹細胞（induced pluripotent stem cell：iPS細胞）化は，その典型的な例として考えられるであろう。多種多様の細胞の機能や形態という個性はどのように創られるのか。有力な考え方として，その細胞の遺伝子発現のパターンで決められると考えられる。ゲノム上の総遺伝子数（タンパク質をコードする）を約3万個とすると，1つの分化細胞では，1万個程度の遺伝子が発現し，残りの遺伝子は不活性化される，または転写されてはいない。つまり，ゲノム上の遺伝子を選択的に活用することによって，細胞個性がエピジェネティックに確立・維持・消去されることを意味している。

2. エピジェネティクスの分子機構　65

　エピジェネティクスの制御には，DNAのメチル化，クロマチン，タンパク質の修飾・脱修飾，転写調節因子が重要な役割を果たしている。現在までに，DNAメチル化酵素，メチル化DNA結合タンパク質，ヒストン修飾酵素，クロマチン構造因子，クロマチンリモデリング因子，クロマチンインスレーター（クロマチンの境界）などの新しい分子群や機能的な複合体が発見されてきた。これらのエピジェネティクス機構によって，遺伝子制御とクロマチンの形成が協調的になされているのである。ヒトの遺伝子を例にして，遺伝子ボディー，エンハンサー，プロモーター，インスレーターの機能配列におけるヒストン修飾の特徴について要約した（図3-2)[4]。さらに，ゲノム上で隣接する遺伝子が組織特異的・分化特異的・状況特異的に発現することは，個々の遺伝子が独立して制御される仕組みがあることを示している。細胞核内のエピゲノムは直線ではなく，多数の機能的なクロマチンループを形

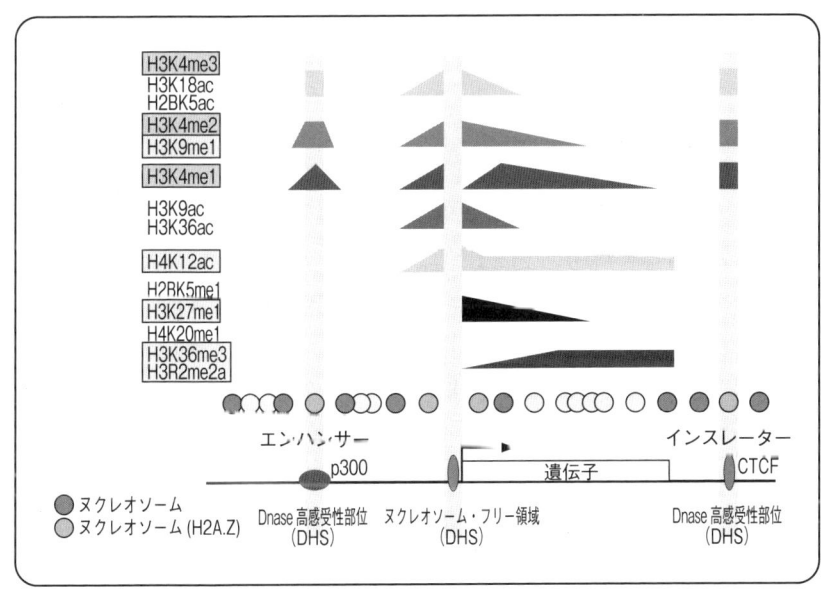

図3-2　ヒト遺伝子領域のクロマチンの特徴
遺伝子領域のエンハンサー，プロモーター，インスレーター（クロマチンの境界）におけるヒストンの翻訳後修飾の状態を示す。

文献4）より引用

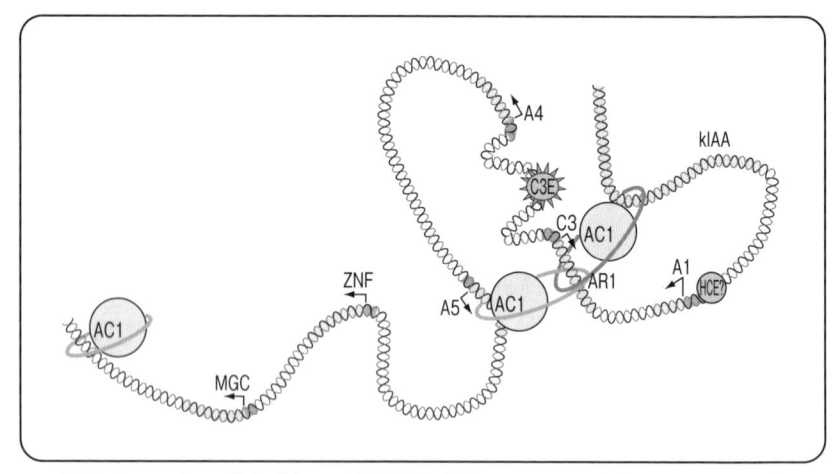

図3-3 ヒトアポリポタンパク質遺伝子クラスターの高次クロマチン構造
　ヒトのアポリポタンパク質 APO A1/C3/A4/A5 の遺伝子クラスターの発現異常は高脂血症の発症につながる．CTCF 依存症のインスレーター（AC2, AC3）の相互作用によって，肝細胞で少なくとも2つのクロマチンループを形成して，C3E エンハンサーと各 APO 遺伝子群のプロモーターが相互作用している．

文献5）より引用

　成していることを著者らは明らかにしてきた．例えば，血中トリグリセリドの運搬に働くアポリポタンパク質は，肝臓と腸管で選択的に発現している．その発現異常は高脂血症の発症につながり，心疾患，肥満，糖尿病を高頻度に併発することになる．アポリポタンパク質 APO A1/C3/A4/A5 の遺伝子クラスターはヒト染色体11q23.3に位置しており，肝細胞では，インスレーター結合タンパク質CTCFの相互作用によって，少なくとも2つのクロマチンループを形成し，肝臓特異的なエンハンサーと遺伝子プロモーターが空間的に共在して協働することを明らかにした（図3-3）[5-7]．これらのクロマチンループ構造が損なわれると遺伝子発現が大きく影響を受けることから，クロマチンループ形成の重要性と共に，その解析が細胞診断に応用できる可能性が考えられる．エピジェネティクス機構の作動原理を理解して，細胞制御と病態の理解を深めることで，新しい医学応用が進むことが期待される．

3. 代謝・栄養調節のエピジェネティクス

　環境要因は，ゲノムの塩基損傷だけでなく，むしろ，DNAのメチル化やクロマチンで形成されるエピゲノムに多大な変化を与えうることが示唆されてきた。その結果として，個体の表現型としての個体差（体質）の少なくとも一部が形成されるのかもしれない（図3-4）[2]。このため，環境因子によるエピゲノムの変化の観点から，特に生活習慣病との関係が注目されてきた。DNAのメチル化やクロマチン修飾は，細胞の環境応答によって変化しうるが，影響を与える因子には，栄養や食事，物質代謝，成育環境と生活習慣，天然化合物，薬剤・化学物質などがあげられている（図3-5）。

　一卵性双生児は，遺伝学的に同一であるために，成育環境が及ぼす個体レベルの影響について重要な示唆を与えている。例えば，X連鎖性副腎白質ジストロフィー（X-linked adrenoleukodystrophy）の同じ遺伝子変異をもつ一

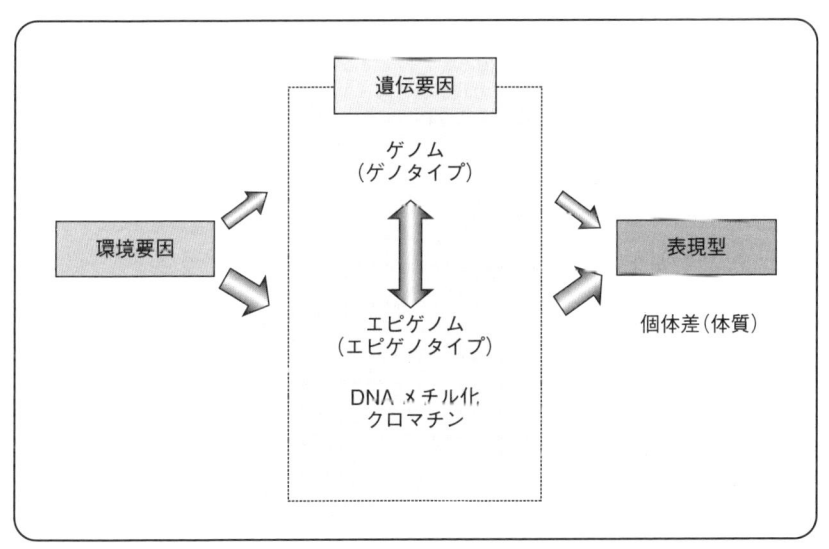

図3-4　ゲノムとエピゲノムに対する環境要因の影響
環境要因は，ゲノムの塩基損傷と共に，DNA メチル化やクロマチンで形成されるエピゲノムに変化を与える。その結果として，個体の表現型としての個体差（体質）を創出する可能性がある。

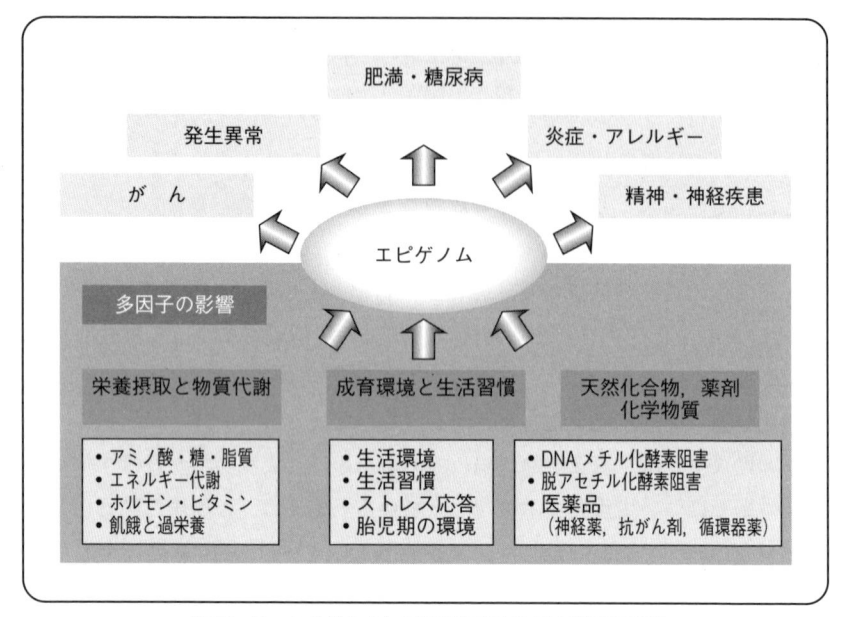

図3-5 エピゲノムに影響する多様な環境要因

エピゲノムは，遺伝子発現，染色体の安定性，インプリンティング，外来 DNA の不活性化などに働いている。エピゲノムの状態は，多くの環境要因の影響を受けることから，生活習慣と関連する疾患との関係が注目されている。

卵性双生児が，臨床的に全く異なった症状や経過を示すことが報告された。また，一卵性双生児における統合失調症（schizophrenia）の発症不一致例についても報告がなされている。近年，欧米で大規模スタディーが行われて，一卵性双生児の2人において，加齢と共に，調べた細胞のDNAメチル化やヒストンの修飾に差異が生じていることが報告された[8]。このように，成育環境がエピゲノムに影響することが明らかになってきた。

agouti A^{vy} マウスを用いた研究では，母マウスの餌にDNAメチル化に必要なコファクター（葉酸，ビタミンB_{12}，ベタイン）を添加すると，添加しない場合と比較して，仔マウスの毛色が黄色から黒色に変わることが示された[9]。黄色色素をメラノサイトで合成する働きをもつA^{vy}遺伝子の発現が高度のDNAメチル化によって抑制されていた。これは，食物が個体レベルのエ

ピゲノム型（エピゲノタイプ）に影響することを示唆するものである。

　しかしながら，これらの環境因子に対する細胞側の応答機序については，不明な点が極めて多い。注目すべき報告として，ヒストンH3の9番目リジン（H3K9）の脱メチル化酵素であるJhdm2aは，精巣や褐色脂肪組織，骨格筋において高発現している。Jhdm2aを欠損するマウスは通常食供与下で脂質代謝異常を伴う肥満を呈することが，最近報告された[10, 11]。このマウスでは，骨格筋や褐色脂肪組織において脂肪酸酸化および呼吸鎖などミトコンドリアでのエネルギー消費にかかわる遺伝子の発現が低い。これらは，特定のクロマチン修飾因子がエネルギー代謝調節にかかわる可能性を示唆している。

　ヒトの低出生体重児に関するスタディーにおいて，心疾患，2型糖尿病や肥満などの生活習慣病の発症率が高くなるという報告がなされている[12, 13]。母胎内で栄養不足の状態にあった低出生体重児は，少ない栄養を効率よくエネルギー源とできるように適応しており，出生後に通常の栄養を受ける環境に置かれた場合には，過栄養の状態に陥りやすいと推測されるモデルである。このモデルは，胎児期の飢餓状態に適応するように，細胞内のエピゲノムや遺伝子制御を獲得するのではないかと解釈されている。低栄養状態がエピゲノムに記憶されるために，代謝メモリーまたはエピジェネティックメモリーとも呼ばれている。環境因子がエピゲノムに影響を与える仕組み，疾患の発症にかかわる責任遺伝子座のエピゲノム制御を通して，多因子疾患（肥満，高脂血症，糖尿病など）の素因と病態解明，そして個体差形成のメカニズムが明らかになることが期待される。

4．Sirt1およびLSD1による代謝エピゲノムの制御

　栄養摂取の状態がエネルギー代謝調節にかかわる遺伝子制御に重要な影響を与えると予測されるが，詳細はあまり知られていない。唯一，栄養飢餓（カロリー制限）の場合のNAD^+（nicotinamide adenine dinucleotide）依存性の脱アセチル化酵素Sirt1の役割が知られている[14, 15]。飢餓状態下では，細胞内NAD^+の増加によりSirt1が活性化されて，転写調節因子PGC1αなどの標

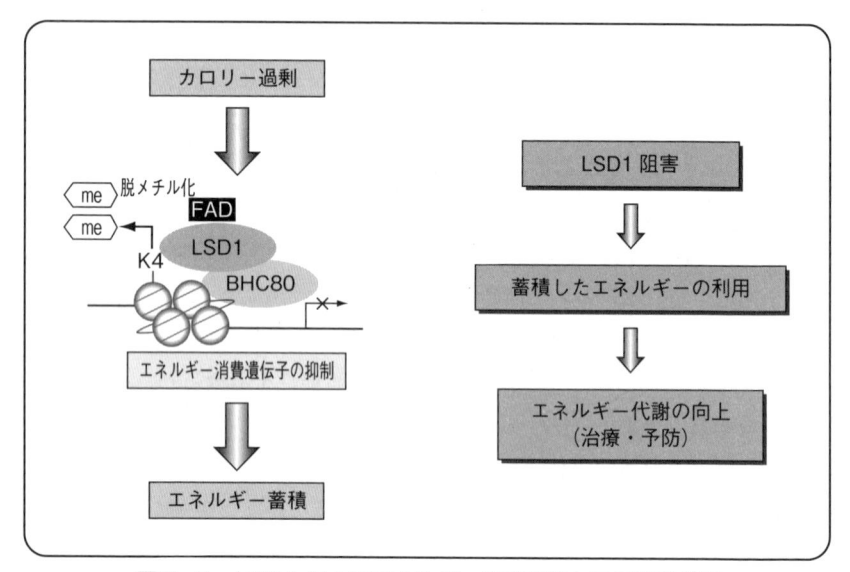

図3-6 LSD1によるエネルギー代謝調節とその阻害効果
LSD1（ヒストンH3の4番目リジン残基の脱メチル化酵素）がエネルギー消費を調節する仕組みを示す。LSD1阻害によってエネルギー消費遺伝子の発現が誘導され，その結果，ミトコンドリア機能とエネルギー代謝が向上する。

的タンパク質の脱アセチル化を行い，エネルギー消費遺伝子を活性化することで，蓄積していたエネルギーを使用する生体応答を担っている。このように，環境とエピゲノムの関係を考察するうえで，栄養摂取の状態は重要な鍵因子に位置づけられる。エネルギー代謝恒常性の機構には未知の面が多いが，最近，著者らは，FAD（flavin adenine dinucleotide）依存性のリジン脱メチル化酵素LSD1（lysine specific demethylase-1）がその不可欠な役割を果たすことを見いだした（図3-6）[16]。

ヒストンのリジン残基のメチル化は，酵母からヒトに至る生物種で高度に保存されており，とりわけ，ヒストンH3の4番目リジン（H3K4）のメチル化は，遺伝子プロモーターの転写活性化と正に相関している[4]。H3K4に付加されるメチル基数でmono/di/tri-メチル化があるが，メチル化酵素と脱メチル化酵素の作用のバランスで調節されている。このなかで，LSD1は，フラビン依存性の酸化酵素として特徴づけられ，H3K4のmono/di-メチル基を

除去することで転写抑制に働いている[17]。LSD1の機能には，神経細胞での転写抑制，がん抑制タンパク質p53の機能阻害，アンドロゲン受容体と協働する場合に転写不活性マーク（H3K9）の脱メチル化に働くことが報告されている。

　LSD1タンパク質は，FAD結合と酸化酵素のドメインをもつ，進化的に保存された分子である。最近，トラニルシプロミン（モノアミン酸化酵素阻害剤として，欧米で抗うつ薬に使用）がLSD1活性を阻害することが判明した[18]。著者らは，脂肪前駆細胞のマイクロアレイ解析によって，LSD1阻害下で発現が脱抑制される遺伝子群を解析し，予想外に，エネルギー代謝にかかわる遺伝子群が選択的に発現上昇することを見いだした。これは，LSD1活性で形成されるエピゲノムがエネルギー消費の抑制に重要である可能性を示唆した。マウス個体を用いた解析においても，脂肪組織を含めた代謝組織において，同様の結果を確認できたことから，細胞・組織種で保存された新規の機序であると考えている。さらに，栄養過剰（カロリー過剰）の場合に，FAD依存性LSD1活性の制御が重要であることを見いだしており，NAD^+依存性Sirt1と対照的であることは新しい原理の発見になりうるものである。エネルギー代謝調節の制御異常は，肥満，高脂血症，脂肪肝，糖尿病のみならず，ミトコンドリアの呼吸鎖とATP合成などの観点から，アルツハイマー病などの脳神経疾患や筋疾患の発症にもかかわるものであり，ヒト疾患にかかわる機構を明らかにすることは，代謝・栄養のエピジェネティクスの新展開につながると期待できる。

5. おわりに

　身近な環境因子として，栄養素，代謝物，ケミカルがエピゲノムに影響することが明らかになり，特に注目すべきは，これらの代謝物などがエピゲノムの修飾基や修飾酵素の補酵素になっている点である。これは，代謝調節・栄養とエピゲノム制御が密接につながることを示唆している[1]。エピゲノムの主な修飾基は，細胞内の代謝物（ATP，アセチルCoA，SAM）に由来して

いる。NAD^+, FAD, α-ケトグルタル酸は, それぞれ, Sirtuin脱アセチル化酵素, LSD1脱メチル化酵素, jumonjiドメイン脱メチル化酵素とTet水酸化酵素（DNA脱メチル化につながる）の補酵素である。

　エピゲノムは, 遺伝情報発現を制御することで, 多様な生命現象にかかわっている。栄養などの環境因子がエピゲノムを変化させて, それが記憶されることが示されており, 多因子疾患の発症や病態にかかわる可能性が考えられることから, 代謝・栄養のエピジェネティクス研究はますますその重要性が明らかになることであろう。

文　献

1) 中尾光善：概論エピジェネティック遺伝：生命情報のメモリーに迫る．代謝エピジェネティクス，実験医学，2011；29；2204-2210.
2) 中尾光善：基礎の基礎，疾患エピジェネティクスの新展開．細胞工学，2009；28；522-527.
3) 中尾光善：生命の原点に挑むエピジェネティクス医科学．エピジェネティクス医科学．実験医学，2006；24；1038-1044.
4) Rando O. J. and Chang H. Y.：Genome-wide views of chromatin structure. Annu Rev Biochem, 2009；78；245-271.
5) Mishiro T., Ishihara K., Hino S. et al.：Architectural roles of multiple chromatin insulators at the human apolipprotein gene cluster. EMBO J, 2009；28；1234-1245.
6) Wendt K. S., Yoshida K., Itoh T. et al.：Cohesin mediates transcriptional insulation by CCCTC-binding factor. Nature, 2008；451；796-803.
7) Ishihara K., Oshimura M. and Nakao M.：CTCF-dependent chromatin insulator is linked to epigenetic remodeling. Mol Cell, 2006；23；733-742.
8) Fraga M. F., Ballestar E., Paz M. F. et al.：Epigenetic differences arise during the lifetime of monozygotic twins. Proc Natl Acad Sci USA, 2005；102；10604-10609.
9) Wolff G. L., Kodell R. L., Moore S. R. et al.：Maternal epigenetics and methyl supplements affect agouti gene expression in Avy/a mice. FASEB J, 1998；12；949-957.

10) Tateishi K., Okada Y., Kallin E. M. et al. : Role of Jhdm2a in regulating metabolic gene expression and obesity resistance. Nature, 2009 ; 458 ; 757-761.
11) 日野信次朗, 坂元顕久, 中尾光善：エネルギー代謝病のエピジェネティクス. 疾患エピジェネティクスの新展開. 細胞工学, 2009 ; 28 ; 535-540.
12) Barker D. J. P., Winter P. D., Osmond C. et al. : Weight in infancy and death from ischaemic heart disease. Lancet, 1989 ; 2 ; 577-580.
13) Barker D. J. P. : The origins of the developmental origins theory. J Intern Med, 2007 ; 261 ; 412-417.
14) Lavu S., Boss O., Elliott P. J. et al. : Sirtuins–novel therapeutic targets to treat age-associated diseases. Nat Rev Drug Discov, 2008 ; 7 ; 841-853.
15) Rodgers J. T., Lerin C., Haas W. et al. : Nutrient control of glucose homeostasis through a complex of PGC-1alpha and SIRT1. Nature, 2005 ; 434 ; 113-118.
16) Hino S., Sakamoto A., Nagaoka K. et al. : FAD-dependent lysine demethylase-1 regulates cellular energy expenditure. Nat Commun. (in press).
17) Shi Y., Lan F., Matson C. et al. : Histone demethylation mediated by the nuclear amine oxidase homolog LSD1. Cell, 2004 ; 119 ; 941-953.
18) Youdim M. B., Edmondson D. and Tipton K. F. : The therapeutic potential of monoamine oxidase inhibitors. Nat Rev Neurosci, 2006 ; 7 ; 295-309.

第4章

エピゲノム変化と
肥満・インスリン抵抗性

酒井寿郎, 稲垣　毅

1. はじめに

　細胞はどのようにして細胞外の栄養環境・細胞内エネルギー状態を感知しているのであろうか。そしてこの情報はどのようにして核に伝えられ，遺伝子発現制御に反映され，細胞内ホメオスタシスが保たれるのであろうか。これは細胞生物学のみならず，肥満・生活習慣病の病態の解明に重要な鍵である。近年，ヒストンの脱メチル化異常によるクロマチン構造変化が肥満・インスリン抵抗性など生活習慣病発症の鍵となることが示されている。

　糖尿病・肥満を始めとする生活習慣病は多遺伝子疾患であり，環境因子とのかかわりもまた大きな要因である。生活習慣病は環境により体質が変わるという考え方に基づいている。これまでの研究では，遺伝子の塩基配列の変異が病気のなりやすさを決定すると考えられて研究が進められてきたが，ゲノム解読からこうした考え方に疑問が生まれてきている。特にエピジェネティクス（エピゲノム）という考え方により，栄養が体質を変えるという新たな考え方をもたらしつつある。

　それでは"環境"はどのようにして遺伝子の発現制御に関与するのであろうか。この候補がエピゲノムの考え方である。エピゲノムの考え方は環境因子が遺伝子に作用してその働き具合を変えてしまい，その結果として病気が発症するという考え方である。エピゲノムは環境変化と遺伝子発現制御のイ

東京大学先端科学技術研究センター代謝医学

ンターフェイスとして重要な役割を担う。

2．遺伝性素因と環境要因

2型糖尿病発症において遺伝性素因が重要な役割を果たす。一卵性双生児の追跡スタディーでは肥満発症における遺伝性素因は，最高でも70％の寄与率しかないと言われている[1,2]。これらのことから，遺伝性素因と環境要因は必ずしも独立しておらず，遺伝性素因と環境要因の相互作用が肥満発症に重要と考えられる。事実，肥満の家系が肥満しやすい環境におかれると，相乗的に肥満発症が高まる[3]。肥満発症における遺伝性素因と環境要因の相互作用の解析は，肥満発症のメカニズムを解明するうえで重要なことと考え

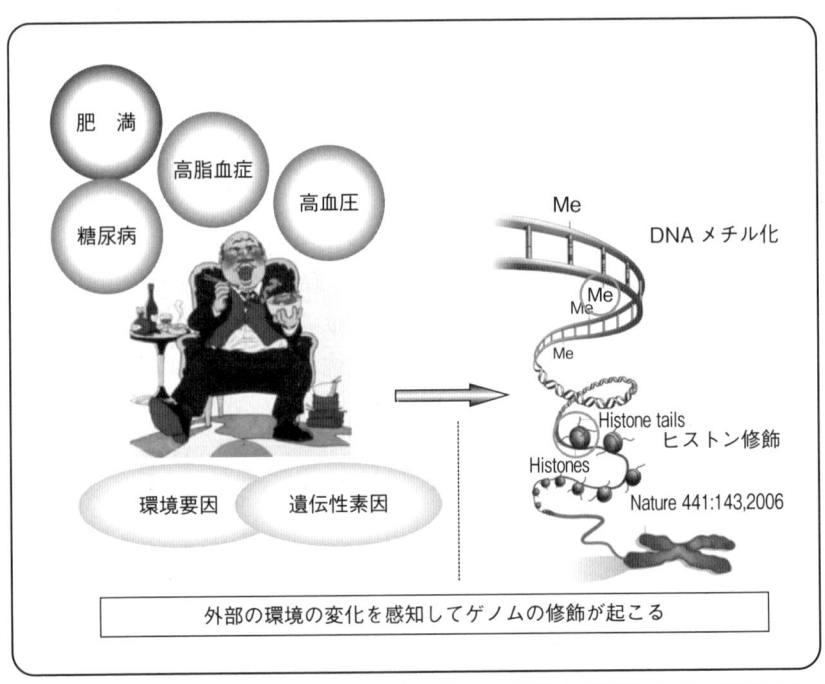

図4-1　2型糖尿病・肥満・動脈硬化などの生活習慣病発症には遺伝性素因と共に環境要因が関与する
外部の環境変化の刺激はエピゲノムとして記憶され，疾患を引き起こす。

られる(図4-1)。それでは環境要因はどのようにして遺伝性素因(ゲノム)に影響を与えるのであろうか。

3. エピゲノム

(1) エピゲノムの概念

われわれヒトの体は約200種類の細胞から構成され,全細胞数は60兆個にも及ぶ。これらさまざまな細胞は1個の受精卵,同一のゲノムから分化していく。われわれヒトの細胞はゲノムと呼ばれる30億塩基対から成るDNAを有し,このゲノムに基本的な情報が書き込まれている。しかしなぜ1個の受精卵,同じゲノムから200種類もの細胞に分化するのであろうか。この疑問に答えるのがエピゲノムである。21世紀に入りゲノムが解読されると,受精の後,卵子のゲノムは細胞外の環境の変化によりエピゲノムとして修飾されていくことが明らかにされてきた。DNA塩基配列以外のDNAのメチル化とヒストン修飾で維持・伝達される遺伝情報をエピゲノムと呼ぶ。これらの修飾の違いにより,同一のゲノムを有しながらも発現する遺伝子が異なり,この組み合わせが細胞の種類を決定していく。そして,それらの修飾は,外来刺激・環境の変化により変動し,さまざまな生命現象に関与することが示唆されつつある。

(2) ヒストンの構造

哺乳類の細胞では,DNAは8分子のヒストンタンパク質に巻き付いて,ヌクレオソームという構造を作る(図4-2)。ヒストンはアミノ酸がメチル化されるなどの修飾を受け,複製のときにこのヒストン修飾も複製される。ヒストン3の9番目のアミノ酸リジン(H3K9)がメチル化されるとサイレンシングに働き(図4-2),ヒストン4の20番目のリジン(H4K20)のメチル化は,活性化にもサイレンシングにも働く。エピゲノム変化は,DNA修飾酵素によるマーキング(印付け),マークされた遺伝子領域への特異的なタンパク質の結合,タンパク質複合体のリクルートによるクロマチン形成というメカ

ニズムで機能している[4]。

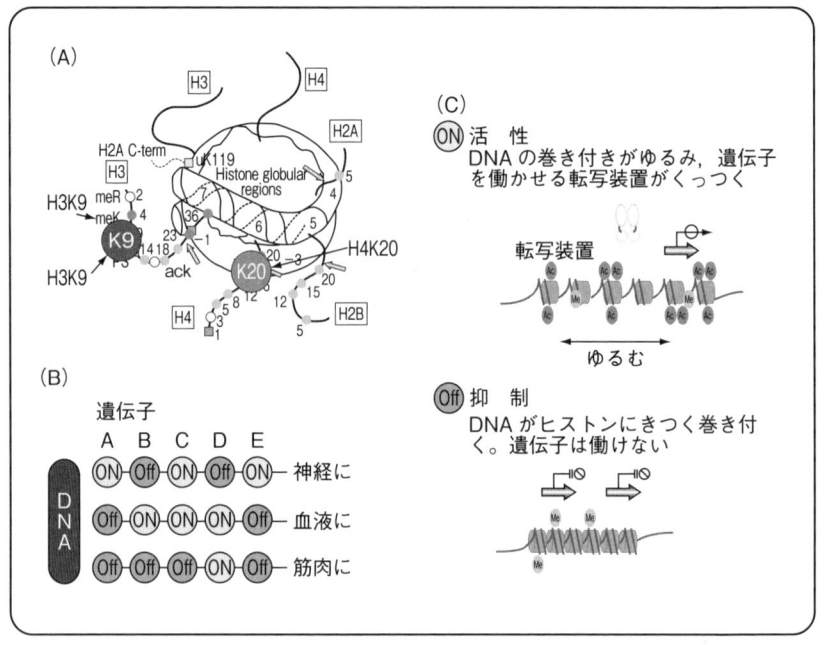

図 4-2　ヒストン修飾による遺伝子発現制御

A：ヌクレオソーム構造とヒストンメチル化による遺伝子サイレンシング。われわれヒトの細胞では，DNA は 8 分子のヒストンタンパク質に巻き付いて，ヌクレオソームという構造を作る。ヒストンはアミノ酸がメチル化されるなどの修飾を受け，複製のときにこのヒストン修飾も複製される。ヒストン 3 の 9 番目のリジン（H3K9）がメチル化されるとサイレンシングに働き，ヒストン 4 の 20 番目のリジン（H4K20）のメチル化は，活性化にもサイレンシングにも働く。トライソラックス複合体は H3K4 をメチル化して活性化する。ポリコーム複合体は H3K27 をメチル化してサイレンスする。

B：役割の違う細胞ができる仕組み。すべての細胞の DNA 配列は同じだが，働く遺伝子の組み合わせにより異なる役割の細胞になる。エピジェネティックな遺伝子発現の制御が，細胞分裂を越えて保存され，一個体の間の細胞の記憶システムを形成していると推定されている。このことが肥満・生活習慣病の発症に大きな役割を果たしている。

C：遺伝子のスイッチの概念。DNA やヒストンタンパク質に分子が付いたり離れたりして遺伝子のスイッチが切り替わる。

(3) 環境変化と遺伝子発現制御のインターフェイスとしてのエピゲノム

　エピゲノムは環境変化と遺伝子発現制御のインターフェイスとして重要である。細胞が環境に適応するために，環境からの刺激はゲノム上にエピゲノムとして書き込まれ，細胞分裂の際，引き継がれていく。細胞分化においても転写カスケードに加え，ヒストンが化学修飾を受けて生じるクロマチン構造変化（エピゲノム）による遺伝子発現制御が代謝環境変化の適応に重要であることが示唆されている。エピゲノムは環境変化に対する適応反応，そして細胞の記憶システムそのものである。エピゲノムは，環境と遺伝子発現調節の間のインターフェイスの重要な部分を提供する。環境要因の最も重要な因子のひとつは，エネルギー利用環境である。体内では炭水化物，脂肪などの高エネルギー基質はATPに変換され，その過程で解糖，脂肪酸の酸化，および酸化的リン酸化などを介してアセチルCoAなどの代謝物NAD^+/NADH，SAM，α-KG，およびFADが産生される。これらの代謝物は，順番にエピジェネティックな修飾酵素を駆動し（遺伝子の発現を変化させるクロマチンおよびDNA修飾酵素によって補酵素として使用される高エネルギー基質である），これらの仲介因子を感知するので，エネルギー利用に関する細胞を通知するために主要な経路である。

(4) 細胞の記憶システムとしてのエピゲノム

　精子と卵子から受精卵が作られる過程でエピゲノムは一度リセットされる。そこから細胞が分化する際に，エピゲノムが変化して形質が細胞に記憶される。細胞外の環境変化は細胞内シグナリング情報伝達系によりゲノムに伝えられてゲノムが修飾され，エピゲノムが変化していく。細胞分裂と共にエピゲノム修飾も複製され，いわば細胞に記憶される。エピゲノムの変化は遺伝子の発現，RNAの合成を制御しており，これにより細胞の機能と形態が変化する。1個の受精卵から60兆個の細胞が作られ人体を制御していくのはとてつもなく複雑な現象と考えられるが，それはエピゲノムの変化で記録されている。以上のように，エピゲノムは受精卵でリセットされ，生まれた後に環境により書き換えられる。

さて，現代病として今日の医学の重要な課題である肥満・生活習慣病には，エピゲノムは関与しているのだろうか．

4. 肥満・生活習慣病発症におけるエピゲノムの関与

胎児期の環境がその後の障害における健康状態や疾患リスクにつながるというヒトでの概念がある．イギリスのBarker[5]によって提唱された"Barker説"や"胎児プログラミング仮説"で，胎児期や乳児期の栄養環境ストレスが成長後の疾患発症頻度に影響するという説である．この説をサポートするデータとしてよく指摘されるのがオランダ飢饉である．第二次世界大戦末期にドイツ軍がオランダ港を封鎖したため，オランダの人たちは深刻な飢饉に陥った．ちょうどこの時期に妊娠していた母親から生まれた子供は成人になってから生活習慣病の頻度が高いことが，疫学調査から判明している[6]．これらの報告は，環境が体質を変えるということや，母体内での環境が肥満しやすい体質を形成することを示している．

5. 核内受容体PPARγのエピゲノミクスを介した脂肪細胞分化制御機構

著者らはヒトの肥満・生活習慣病に代表される代謝疾患においても，エピゲノムが制御するメカニズムの存在の可能性を見いだし，まず，脂肪細胞分化をモデルにしてエピゲノムの解析を行った．脂肪細胞分化において核内受容体PPARγはマスターレギュレーターであることから，分化の過程にPPARγがエピジェネティックな変化に関与しているという仮説を立て，標的遺伝子の網羅的解析から，PPARγによって制御されるエピゲノム修飾酵素を探索した．

PPARγは核内受容体型転写因子PPARαやPPARδと共にPPARファミリーの一員である．ヒト，マウスなど哺乳類ではN末端の配列が異なるアイソフォーム遺伝子（γ1とγ2）が存在し，γ2は脂肪細胞のマスターレギ

ュレーターとして単離された経緯がある。その構造はN末端からリガンド非依存性の転写活性化機能を担うA/B (AF1) 領域, DNA結合に関するC4型Znフィンガーモチーフを有するC領域, 核移行シグナルを有するD領域, リガンドを受容し転写共役因子との結合を制御するE/F領域（AF2）から成る。いずれも9-*cis*-レチノイン酸を受容するレチノイドXレセプターとヘテロ二量体を形成し, リガンド依存性に転写共役因子群と相互作用することで標的遺伝子のmRNA発現を制御する。

（1）次世代シーケンサーを用いたエピゲノム解析

　近年, 核内タンパク質への抗体を用いて, ヒストン修飾や転写因子, クロマチン因子の全ゲノム上の結合配列を同定できる技術が生み出されている。タイリングアレイを用いる場合は, これをChIP on Chip法と呼び, 高速シーケンサーを用いて配列同定で行う場合はChIP-シーケンシング（ChIP-SEQ）と呼ぶ。著者らはPPARγおよびRXRαのモノクローナル抗体とプロモーターアレイを用いたChIP on Chip解析から, PPARγ/RXRαヘテロダイマーが, 1,300もの遺伝子の転写開始点近傍に結合していることを明らかにした（図4-3A）。

　PPAR/RXRヘテロダイマー認識DNA配列は他のRXRヘテロ二量体と同様, AGGTCA様のコア配列が同方向に並んだダイレクトリピート型であり, その最適スペースは1塩基である。しかしながら, これらの解析は強制発現系や*in vitro*の系での報告であり, 内在性PPARγ/RXRαヘテロダイマーがどのような配列に結合するかは明らかでなかった。PPARγと共にRXRα抗体によるChIP on Chip解析によって, 図4-3に示すバリエーションをもつDR-1配列に内在性のPPARγ/RXRαヘテロダイマーが結合することが初めて示された。

　ChIP on Chipの結果, PPARγは脂肪細胞の代謝に関与する多くの遺伝子の転写制御領域（プロモーターおよび開始コドンの下流1kbのイントロン）に結合していた。このなかには分化抑制因子であるCOUP-TFⅡ（NR2F2）[7], 分化促進に働く転写因子KLF15や, 重要なことにPPARγ2遺伝子が含まれて

いた．そしてたいへん興味深いことに，複数のSetドメインタンパク質遺伝子がそのなかに含まれていた．このタンパク質のファミリーはヒストンを修飾する酵素群である．ヒトでは46個のSetドメインタンパク質遺伝子がゲノムに存在する．PPARγのChIP on Chip解析などから，H3K9をメチル化する酵素（G9a, Suv39h1, Setdb1）の遺伝子や，H4K20をメチル化する酵素遺

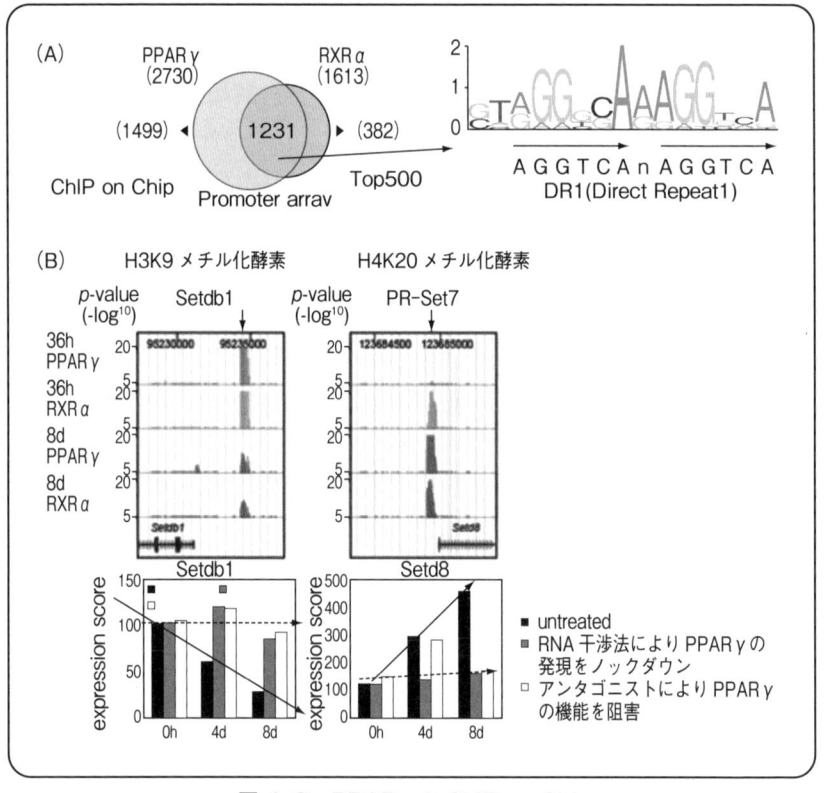

図4-3 PPARγのChIP on Chip
A：PPARγへの特異的モノクローナル抗体を作製し，それを用いてゲノムワイドにPPARγの結合遺伝子を同定したところ，1,300近い遺伝子にPPARγとRXRαのヘテロダイマータンパク質が結合していた．
B：その途上で2つのヒストンメチル化酵素遺伝子発現を制御し，1つを促進していることを発見した．

文献8）より改変

伝子（PR-Set7/Setd8）が標的であることが明らかとなった[8]．これらの結果は，PPARγがメチル化酵素のSetドメインタンパク質の遺伝子発現を制御し，これを介して脂肪細胞分化におけるエピゲノムを制御する可能性が示唆された（図4-3）．

（2）PPARγによる脂肪細胞分化におけるエピジェネティックな役割

PPARγは，脂肪細胞の分化モデル細胞である3T3L1細胞で分化と共にロバストに発現が上昇する．この標的遺伝子Setdb1は，脂肪細胞の分化過程で発現が減少する．一方，Setd8は分化と共に発現が上昇する．PPARγのアンタゴニストや，RNAiを用いたノックダウンによってPPARγの機能や

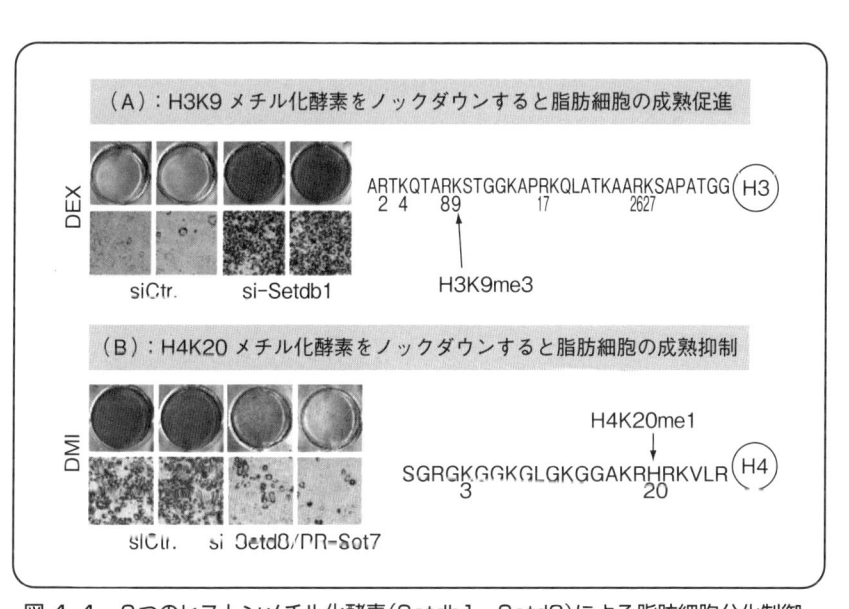

図4-4　2つのヒストンメチル化酵素(Setdb1, Setd8)による脂肪細胞分化制御
A：Setdb1(H3K9メチル化酵素)をノックダウンすると脂肪細胞になりやすくなる．DEX：デキサメサゾン．
B：Setd8（H4K20メチル化酵素）をノックダウンすると脂肪細胞になりにくくなる．
　DMI：IBMX（cAMP増加薬），デキサメサゾン，インスリン．

文献8）より改変

発現を阻害することでSetdb1とSetd8の発現変動が抑えられることから，PPARγが直接Setdb1とSetd8をそれぞれ正と負に制御していることが示唆された．以上から，PPARγはこれらのヒストン修飾酵素遺伝子の発現を制御して，脂肪細胞の分化を制御している可能性が示された[8]．この仮説に基づき，著者らはRNAiによってSetdb1およびSetd8の発現を低下させ，3T3-L1脂肪細胞分化を解析した．通常，分化誘導に際してはIBMX（cAMP増加薬）デキサメサゾン，インスリンの3種混合カクテルを用いるが，この分化カクテルで分化の促進をみるのは困難なため，あえてデキサメサゾンだけで分化させることを試みた．その結果，Setdb1をノックダウンした細胞ではデキサメサゾンだけで分化が効率よく進み，一方，対照のRNAiでは分化は

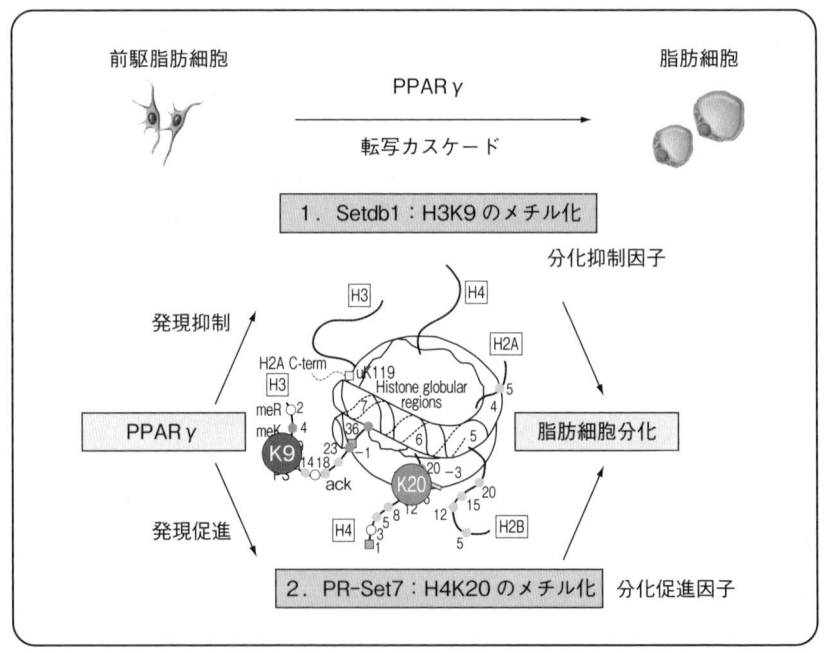

図4-5　PPARγのエピゲノミクスを介した脂肪細胞分化の制御機構
H3K9のメチル化が脂肪細胞分化を制御し，H4K20のメチル化が促進することを発見した．すなわち，PPARγは，従来知られている転写因子としてのジェネティックな制御と共に，クロマチン構造を改変し，エピジェネティックな制御を行っていることを発見した．

誘導されなかった（図4-4）。一方，分化と共に誘導されるSetd8の発現をRNAiによって抑制させると，分化は3種混合カクテルによっても誘導が極端に抑制された。これに伴い，PPARγとその標的遺伝子，またPPARγと共に分化に重要なC/EBPα遺伝子の発現が抑制された。以上より，PPARγはこれらヒストン修飾酵素遺伝子のメチル化状態を変えることでこれらの遺伝子発現を制御し，さらにこれを介して脂肪細胞の分化をエピゲノム修飾から制御する経路があることが明らかにされた（図4-5）。

6．H3K9のエピゲノム修飾異常マウスは肥満になる

H3K9のトリメチル修飾は脂肪細胞分化に抑制的に，またH4K20のモノメチル化は促進的に機能することから，H3K9が動物レベルで肥満や生活習慣病に関与しているか否かについて解析した。H3K9の脱メチル化に異常があるマウス（JHDM2A-KO）を遺伝子工学的に作製したところ，驚くべきことに，肥満・インスリン抵抗性を呈する生活習慣病のモデルマウスとなった（京都大学，眞貝教授らとの共同研究）[9,10]（図4-6）。同様の知見はアメリカのZhangのグループからも報告された[9]。

ヒストンH3リジンのメチル化は，転写のサイレンシングを引き起こす鍵となるヘテロクロマチンのエピジェネティックマークである。近年，多くのヒストンリジンの修飾は可逆的であり，jumonji C (JmjC)-ドメインを有するタンパク質が脱メチル化を有することが示されてきた。JHDM2A（JmjC-domain-containing histone demethylase 2A：JMJD1A）はH3K9のmono-and dimethylationをαケトグルタル酸および鉄（Fe）依存性に触媒する酵素で，マウスにおいては精子形成に重要な役割を有することが示されている。著者らは*JHDM2A*-ノックアウト（KO）マウス解析から，JHDM2Aがエネルギー代謝に関与する遺伝子の発現を制御し，adult onsetの肥満，高脂血症，高インスリン血症などヒトでのメタボリックシンドロームに特徴的な症状を呈することを明らかにした。*JHDM2A*-KOマウスは絶食下では低体温を呈し，脂肪酸燃焼が低下していることが示され，また，代謝ケージの実験から

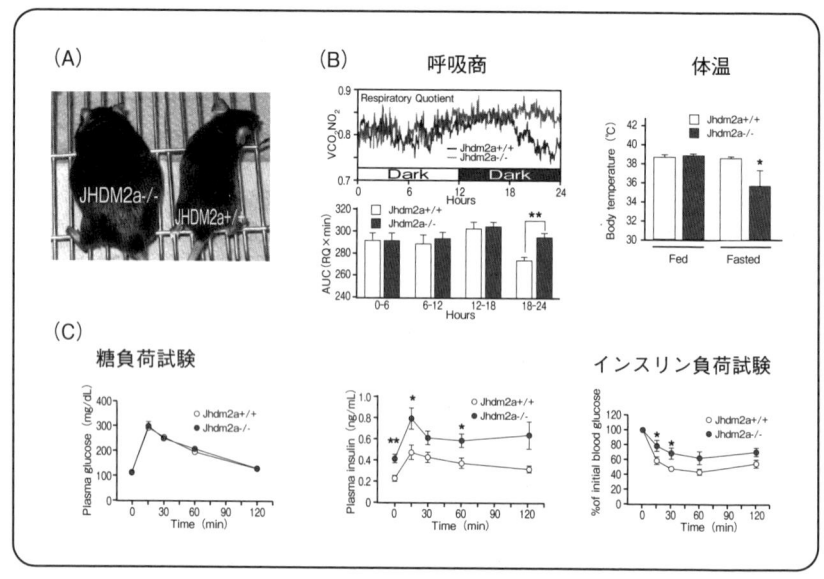

図 4-6　H3K9 脱メチル化酵素欠損マウス
H3K9 の脱メチル化酵素の KO マウスは肥満，インスリン抵抗性を呈した。エピゲノム変化が生活習慣病の発症機構として中心的役割を果たしているという仮説を立てている。
A：H3K9 メチル化酵素 JHDM2a 欠損マウスとコントロールマウス[10]（京都大学眞貝教授との共同研究）。
B：実験動物では，夜間に脂質などが消費され，呼吸商（脂肪燃焼の割合）が低下するが，H3K9 の脱メチル化酵素欠損マウスでは低下はない。さらに空腹時には体温が低下する。これは蓄積された脂肪がうまく利用できていないことを示唆する。
C：糖負荷試験とインスリン負荷試験。★：$p<0.05$。
呼吸商：糖質と脂質の燃焼の比率。呼吸商は，通常 1～0.8 程度の数値で表される。数字が小さいほうが脂肪燃焼の割合が高いことを意味する。脂肪をよく燃焼している場合の呼吸商は 0.8 程度，脂肪を燃焼していない場合は 1.0 になる。エネルギー源として体脂肪を上手に利用できない人は，呼吸商が全体的に高めの傾向にあり，反対に体脂肪を上手に燃焼している人は安静時の呼吸商が低めの傾向にある。呼吸商の計算方法は次の式で求められる。
呼吸商＝呼気に含まれるCO_2（二酸化炭素）の量 ÷ 呼気に含まれるO_2（酸素）の量

は，呼吸商が野生型マウスと比べて夜間に上昇していることから，エネルギー源としての脂肪燃焼が低下していることが示された。

KO マウスの脂肪細胞で，グルコーストランスポーター 4，アポ C1 や AdamTs9，ヒスチジン脱炭酸酵素，レプチンシグナルに関与する Mat2a 遺伝

子など，KOマウスで肥満発症やインスリン抵抗性に関与することが報告されている遺伝子，またヒトのリンケージ解析などで2型糖尿病にリンクすることが報告されている複数の遺伝子の発現の減少を見いだした。これらのことは，肥満の原因として説明可能なものであった。以上より，H3K9の脱メチル化酵素JHDM2Aはエネルギー消費と脂肪蓄積に関与することが示され，肥満とメタボリックシンドロームの鍵となる新たな分子であることが示唆された。

このマウスは野生型と比べ，生後6週程度までは体重に変化を認めないが，その後徐々に体重増加を認め，肥満を呈する。このJHDM2A欠損マウスの肥満のフェノタイプは，著者らと共にアメリカのZhangのグループが報告した[9]。彼らは高脂肪食によってより体重の増加が著しく，肥満になりやすいことを示した。その機序としてJHDM2A欠損マウスでは骨格筋や褐色脂肪細胞において，PPARαや脱共役タンパク質（UCP2）の発現がH3K-9me2修飾を介してサイレンシングされ，低下していることを示した。また，βアドレナリン受容体の刺激によってJHDM2Aの発現が増強されること，そしてこれがUCP1のプロモーターにコファクターとして機能することを示した。

7. おわりに

われわれの人体は，環境の変化に2万5千の遺伝子の発現が変化して対応する。例えばLDLレセプター遺伝子などの個別遺伝子が，SREBPなどの転写因子の制御を受けてコレステロール応答性に発現制御されるメカニズム[11]や，核内受容体PPARδによって脂肪燃焼遺伝子群などの制御系が解明されてきた[12]。ヒストンメチル化による制御系からはゲノム全体のヒストン状態を変えて，全身の反応性の変化を起こす可能性も明らかにされてきた。

生活習慣病の研究から，いままでは個別の遺伝子が病気の発症を決めていると考えられ，遺伝子がわれわれの人生を決定しているという考え方が強か

った.

　しかし，エピゲノムの研究からは，われわれが生まれてきてから環境の変化に対応して細胞全体，個体全体がギヤを入れ換えるように変化してきたことがわかってきている.気候や睡眠や食事や運動がヒストンのメチル化とエピゲノムを介してわれわれの"体質"と呼ばれるものを大きく変えている可能性がわかってきた.生活習慣病の予防と治療に新しい研究成果が役立つことを期待している.

　ヒストン脱メチル化酵素（HDMT），これに加えヒストンメチル化酵素（HMT）が代謝のセンサーとして，どのようにして細胞内のエネルギー状態を感知し，ゲノム上の特異的な遺伝子座にリクルートされ，それら遺伝子の発現を調節し，代謝のホメオスタシスを維持するのかについては，今後明らかにすべき課題である.

　謝辞：本研究は東京大学先端科学技術研究センター　若林賢一博士，岡村将史博士，田中十志也准教授，児玉龍彦教授，浜窪隆雄教授をはじめとした東大先端研の皆様，京都大学眞貝洋一教授，立花　誠准教授らによる共同研究の成果です.この場を借りて深謝いたします.

文　献

1) Stunkard A. J., Harris J. R., Pedersen N. L. et al. : The body-mass index of twins who have been reared apart. N Engl J Med, 1990 ; 322 ; 1483-1487.
2) Bouchard C. : The response to long-term overfeeding in identical twins. N Engl J Med, 1991 ; 322 ; 1477-1482.
3) Barsh G. S., Farooqi I. S. and O'Rahilly S. : Genetics of body-weight regulation. Nature, 2000 ; 404 ; 644-651.
4) Goldberg A. D., Allis C. D. and Bernstein E. : Epigenetics: a landscape takes shape. Cell, 2000 ; 128 ; 635-638.
5) Barker D. J. : The origins of the developmental origins theory. J Intern Med, 2007 ; 261 ; 412-417.
6) de Rooij S. R., Painter R. C., Holleman F. et al. : The metabolic syndrome in

adults prenatally exposed to the Dutch famine. Am J Clin Nutr, 2007 ; 86 ; 1219-1224.
7) Okamura M., Kudo H., Wakabayashi K. et al. : COUP-TFII acts downstream of Wnt/b-catenin signal to silence PPARg gene expression and repress adipogenesis. Proc Natl Acad Sci USA, 2009 ; 106 ; 5819-5824.
8) Wakabayashi K. I., Okamura M., Tsutsumi S. et al. : PPARg/RXRa heterodimer targets gene of histone modification enzyme PR-Set7/Setd8 and regulates adipogenesis through a positive feedback loop. Mol Cell Biol, 2009 ; 13 ; 3544-3555.
9) Tateishi K., Okada Y., Kallin E.M. et al. : Role of Jhdm2a in regulating metabolic gene expression and obesity resistance. Nature, 2009 ; 458 ; 757-761.
10) Inagaki T., Tachibana M, Magoori K. et al. : Obesity and metabolic syndrome in histone demethylase JHDM2a-deficient mice. Genes Cells, 2009 ; 14 ; 991-1001.
11) Sakai J., Duncan E. A., Rawson R. B. et al. : Sterol-regulated release of SREBP-2 from cell membranes requires two sequential cleavages, one within a transmembrane segment. Cell, 1996 ; 85 ; 1037-1046.
12) Tanaka T., Yamamoto J., Iwasaki S. et al. : Activation of peroxisome proliferator-activated receptor delta induces fatty acid beta-oxidation in skeletal muscle and attenuates metabolic syndrome. Proc Natl Acad Sci USA, 2003 ; 100 ; 15924-15929. [Epub 12003 Dec 15915]

第5章

胎生期低栄養と生活習慣病素因の形成機序
―成人病胎児期発症(起源)説(FOAD説)の視点から―

福 岡 秀 興

1．生活習慣病の急増

　世界の糖尿病患者は2010年に比べて2030年は約1.7～1.8倍にまで急増すると予想されている（表5-1）。その増加は主として発展途上国で生ずるものであり，国家の将来をも左右する事態を引き起こすとまで言われている。

表5-1　世界の糖尿病患者数の推移予測（20～79歳）

	2010年（100万人）			2030年（100万人）	
1	インド	50.8	1	インド	87.0
2	中　国	43.2	2	中　国	62.6
3	アメリカ	26.8	3	アメリカ	36.0
4	ロシア	9.6	4	パキスタン	13.8
5	ブラジル	7.6	5	ブラジル	12.7
6	ドイツ	7.5	6	インドネシア	12.0
7	パキスタン	7.1	7	メキシコ	11.9
8	日　本	7.1	8	バングラデシュ	10.4
9	インドネシア	7.0	9	ロシア	10.3
10	メキシコ	6.8	10	エジプト	8.6

IDF Atlas 4th Ed, 2009

早稲田大学総合研究機構研究院

他の生活習慣病と言われる疾患群も同様に増加していくことが予想される。生活習慣病は，特定の疾患罹患リスクの高い遺伝子と，マイナスの生活習慣によって発症すると言われている。しかしこれらの疾患群がこれだけ急増している理由は，従来のこの考え方では必ずしも十分に説明できない。それに対し第三の成人病発症機構として新しい説が注目されている。それは，「受精時，胎芽期，胎児期，新生時期の早期に，低栄養に曝露されると，成人病（生活習慣病）の素因が形成され，その素因を持っている場合，過量栄養，あるいは過剰なストレス，運動不足というマイナスの生活習慣に曝露されると，成人病（生活習慣病）が発症する。成人病はこの２段階を経て発症する」という"成人病（生活習慣病）胎児期発症説"である。この状況で発症する疾患は生活習慣病という概念では説明できない多様な疾患群を含んでいる。これら疾患群はNCD（non communicable disease）という概念で見直されつつある。生活習慣病や成人病の概念が大きく変化しているのが世界の流れである。またその発症機序は，胎生期に生じたエピジェネティクス（遺伝子ＤＮＡの配列は変化せず，環境により生ずる遺伝子発現の制御システム）の変化によるものであることが明らかとなってきた。

　豊かと思われている日本では，予想と大きくかけ離れて，出生体重の低下が進行しており，それは妊婦栄養の劣悪化が大きな要因となる可能性がある。この現状から，成人病が多発する可能性が高い国が日本であると外国からは危惧されている。ところが糖尿病の患者数をみると，2010年に第8位であった日本が2011年では第6位にまで浮上しており，日本では相当な速度で患者数が増えている。それだけに，日本の多くの人々がこの考えを知り，次世代の健康を確保する努力が求められている。そこで本稿では，David Barkerによって提示された成人病胎児期発症説についてその歴史，ヒトで明らかになってきた現象，動物実験などを示して，この考え方を説明したい。この説は，胎内環境が劣悪化している可能性のある日本では特に知っていただきたい考え方である。

2.成人病(生活習慣病)胎児期発症説[1]

　イギリスのハートフォードシャーという地域で1901年から1945年に至るまで,すべての出生児の体重・身長などの情報と,1年後の発育状況を正確に記載したデータが残っていた。イギリスの疫学者David Barkerのグループが1986年に,その人々を出生体重ごとに分類して,心筋梗塞で死亡した率を検討した(図5-1)[1]。その結果,出生体重と心筋梗塞の死亡率には明確な関連性があり,出生体重が小さくなるほど直線的に死亡率が上昇していたのである。これは男女共に同じ傾向が認められている。しかし体重があまり大きくなりすぎると逆にそのリスクは上昇しており,ちょうどJ型を示していた。出生体重と疾病リスクが極めて強い相関性をもっていることを示した初めての報告であり,ここから成人病胎児期発症説が始まったのである。当初は多くの人々がこの考え方を無視していたが,アメリカでも同じ傾向を示す成果が発表され,それ以降多くの研究者の関心を引くに至り,出生体重と疾患リスクの関連についての膨大な疫学調査が行われてきた。その結果,出

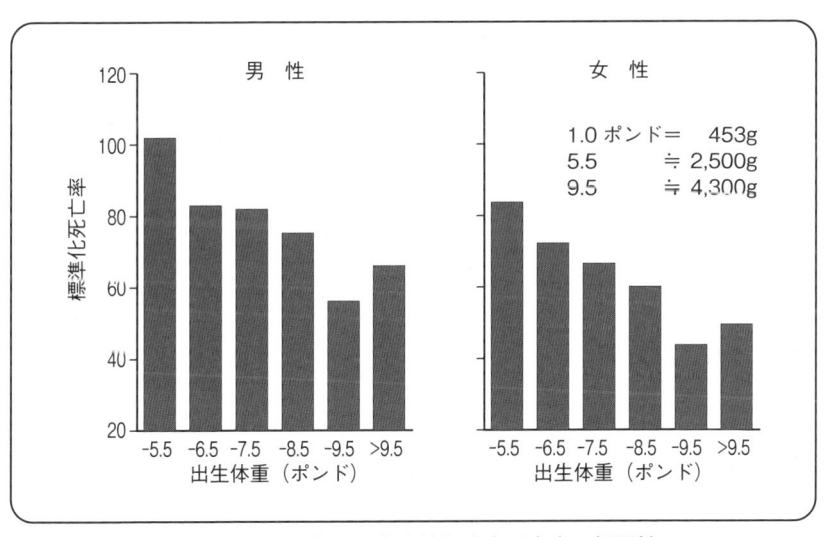

図5-1　出生体重と虚血性心疾患死亡率の相関性
Osmond C. et al.：BMJ, 1993；307；1519-1524.

表5-2　出生体重との関連が明確な疾患

| 1）虚血性心疾患 |
| 2）（2型）糖尿病 |
| 3）高血圧 |
| 4）メタボリック症候群 |
| 5）脳梗塞 |
| 6）脂質異常症 |
| 7）神経発達異常 |

de Boo H. A. and Harding J. E.：Austral New Zealand J Obstet Gynecol, 2006；46；4-14.

生体重と疾病発症リスクに密接な関連があることは間違いない現象であると世界的に認識されるに至っている。

その出生体重の低下または増加と関連して，発症リスクが上昇することが明らかとなった疾病を表5-2にあげた。虚血性心疾患，2型糖尿病，（本態性）高血圧，メタボリック症候群（メタボリックシンドローム），脳梗塞，脂質異常症，神経発達異常の7つの疾患である。現在それを否定する報告はない。その他の疾病についても疫学調査が進行中である。胎内の低栄養が成人病のリスクを高めることを証明した有名な事件として，"オランダの冬の飢餓事件"がある。第二次世界大戦末期にオランダ西部の一部がナチスドイツにより食糧遮断され，1カ月後に解除されたが，その冬は厳しい寒波が襲い，クリークを介する食糧輸送ができず，連合軍が解放するまで，厳しい食糧不足により餓死者が随分出た事件である。そのとき妊娠中あるいは妊娠した母親から生まれた子供には，メタボリック症候群，糖尿病，心筋梗塞，精神疾患など表5-2に示す疾患が多く発症している。まさに胎生期の低栄養が疾病発症リスクを上げることを証明したと言うべき悲しい事件である[2]。

このD. Barkerの研究に対し，栄養学のノーベル賞と言われるダノン国際栄養学賞が与えられた。その後，多くの疫学調査が大規模に展開されており，この考え方は現在ほぼ間違いないと言われるに至っている。この考え方はさらに発展し，健康と疾病の素因は受精時から乳幼児期に決定されるという"DOHaD（developmental origins of health and disease）説"という広い概

念に発展している[3]。この説は，疾病の形成機序を新たな視点でみるのみならず，次世代の健康を確保するには，環境ホルモン，妊娠前を含めた若年女性のライフスタイル，食育，育児形態，さらに社会構造までを根底から見直すことをしなくては本質的な次世代の健康が確保できないという，パラダイムシフトを引き起こす大きな概念にまで発展している。また20世紀にはこの説を"21世紀最大の医学仮説"としていたが，21世紀になり疫学調査，分子機序の解明などから"21世紀最大の医学学説"であるとみなされるに至っている。その意味で広く多くの人々に，この考え方を知っていただきたいと願っている。

3．胎内低栄養での成人病素因の形成機序

　動物実験から，成人病素因の形成機序には3つあると考えられる。胎内低栄養曝露により，第一に非可逆的な解剖学的変化が生ずることがあげられる。それには現在腎臓糸球体数，膵臓β細胞の数と体積の減少が知られている。第二に胎児期のある時期（臨界期）に低栄養に曝露されると，エピジェネティクスが変化して，遺伝子発現制御系が変化する。この変化は出生後，乳児期以降も変化せずに存続する。ところが出生後は現在の豊富な栄養環境で生活することになる。この偏移した，遺伝子発現制御系とマイナスの生活習慣との相互関連で疾病が発症する。胎内環境が低栄養である場合にその状況に適合した代謝系が形成され，出生後その代謝系が過剰な高栄養にさらされるというミスマッチ（mismatch）により疾病が発症すると考えると理解しやすい。第三に，副腎皮質ホルモンの基礎値が高く，ストレスが負荷されたときに過剰な反応を示すことがあげられる。

(1) 解剖学的変化（腎臓糸球体を例として）

　出生体重が小さい子供では，高血圧や腎臓の病気が多いと古くから経験的に知られていた。そこで亡くなった小児を剖検して，腎臓をスライスして腎臓糸球体の数を計測する研究が多く行われてきた。その結果，出生体重の小

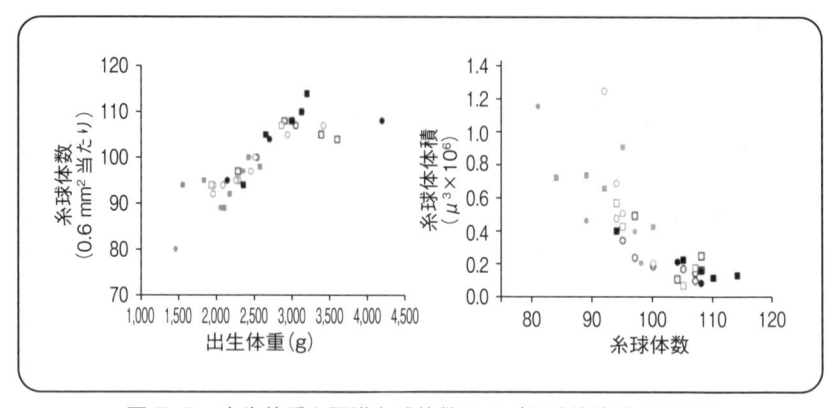

図 5-2　出生体重と腎臓糸球体数および糸球体体積の関連性

文献 4) より

さい場合には腎臓糸球体の数が少なく，また腎臓糸球体の数が少ない場合は腎臓糸球体への負荷が大きくなるので，肥大して体積が大きくなるという結果が出ている．報告例はすべてこの結果を示している．出生体重が糸球体数を規定していると言える．図5-2[4)]はその報告のひとつであり，出生体重が3,000g以下となると直線的に腎臓糸球体数が少なくなっていくことが示されている．ヒトで，出生体重3,200gと2,600gを比較すると，体重では約20％の差であるにもかかわらず腎臓糸球体数が約30％少ない．しかしこれだけの変化が生じながら，出生体重と血圧との関連をみた報告では，30歳代でも大きな血圧の差がみられない．せいぜい4～8mmHgの差である．オランダのロッテルダム研究をみると，2,500g以下の低出生体重児であっても平均血圧は128mmHgであり，最も低い群の124mmHgと比べてもあまり大きな差が存在しない．しかしそれ以降となると血圧の差は大きくなる．これは高血圧発症の素因が形成されていても，血圧の制御には多様な因子，血圧上昇に対する強い防御機構の存在が想定され，若年時はそれが作用して高血圧が生じにくく，年齢を重ねることでこの防御機構の低下が起こって高血圧が顕在化するものと考えられる．本態性高血圧は腎臓糸球体の数が少ないことで生ずると考える説（ブレンナー説）もあり，小さく生まれると腎臓糸球体

の数が少なく，一生ハンディを背負って生きなければならないことが示唆される。

　腎臓糸球体減少の機序のひとつを紹介する。腎臓糸球体の形成は，ラットなどでは妊娠中期から出生後しばらくの間続く。ヒトでは妊娠32週前後から36週ごろに完成するので，出生後は数が増えない。この糸球体形成にはアンギオテンシンが増殖因子として機能しており，その形成時期に低栄養に曝露されるとその産生量が減少して腎臓糸球体の形成が抑制される。なお腎臓糸球体形成が進行している妊娠20日齢と22日齢を比較して糸球体数の増減をみたラットの実験（図5-3）がある[5]。カゼインタンパク質量を正常群では18％，低栄養群では9％（軽度な低タンパク質食）を，各妊娠期間に与えて糸球体形成への影響を検討したものである。低タンパク質食を妊娠前期，中期，末期に与えて，腎臓糸球体数の変化をみたのである。正常食では20日から22日にかけて糸球体数は増加し，腎臓糸球体形成が進行していることがうかがえる。また初期のみに低タンパク質食を与えても，糸球体数は減少

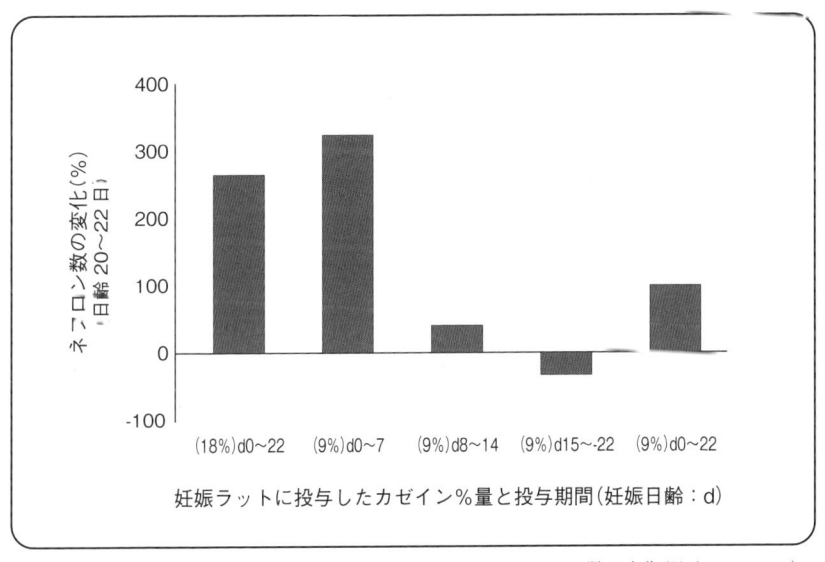

図5-3　妊娠ラットへの低タンパク質食投与による胎仔ネフロン数の変化（胎生20〜22日）
文献5)より

しないのに対し，全妊娠中の低タンパク質食と，中期，末期の低タンパク質食曝露では，共に腎臓糸球体数の減少が認められている。これは，まず中期以降に腎臓糸球体が形成されることを示しており，中期に低栄養に曝露されると糸球体形成の抑制が生じ，末期では一度形成された腎臓糸球体が減少することを示している。この形成された腎臓糸球体数の減少は，激しいアポトーシスによるものである。

腎臓糸球体が形成された後に低栄養に曝露されると，形成された腎臓糸球体が減少する。その減少機序は腎臓組織が形成された後に低栄養に曝露されるとアポトーシスカスケードの活性化が起こり，腎臓糸球体ネフロン数の減少が起こる。それは細胞増殖を抑制し，アポトーシスを促進するp53の過剰発現によって生ずる現象であることがラットの実験で明らかとなってきた。

Phamグループ[6]は，妊娠ラットを胎生19日目に開腹し，子宮動脈を結紮して低栄養状態を作り，出生後に腎臓でのアポトーシスの経過を検討した。その結果，アポトーシス指標であるTUNEL染色を行うと著しいアポトーシス（健常群に比べ約2倍）が観察された。アポトーシス経路のひとつに，図5-4に示す経路がある。p53が関与しており，それを促進する酵素である

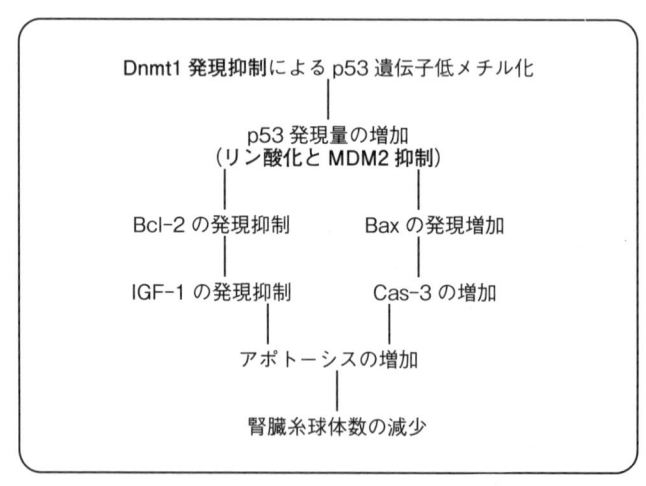

```
Dnmt1 発現抑制による p53 遺伝子低メチル化
                │
          p53 発現量の増加
        （リン酸化と MDM2 抑制）
         │              │
   Bcl-2 の発現抑制    Bax の発現増加
         │              │
   IGF-1 の発現抑制    Cas-3 の増加
            │       │
           アポトーシスの増加
                │
          腎臓糸球体数の減少
```

図5-4　腎臓糸球体数の減少に関与しているアポトーシス経路

カスパーゼ-3（Cas-3）とサイトカインBaxの経路と，細胞増殖因子であるIGF-1，Bcl-2を抑制する系から構成されている。この実験系でそれぞれの発現量を調べたところ，p53が過剰発現し，Cas-3，Baxの発現増加と，Bcl-1，IGF-1の発現抑制が認められた。p53遺伝子を分析したところCpGアイランドのメチル化が抑制されており，これがp53の過剰な発現につながったものである。さらにメチル化を起こす酵素DNA methyltransferase 1（Dnmt1）の発現量（mRNA）を検討したところ，約25％程度の発現抑制が生じていた（図5-5）[6]。これらの結果から，低栄養曝露によりDnmt1の発現抑制から始まる，アポトーシスカスケードの活性化がみられている。

さらに興味深い点として，これだけ重要な生理活性を有するp53に対しそこには厳格な制御系（p53-MDM complexとも言うべきフィードバックシステム）が存在している（表5-3）。すなわちリン酸化による活性の増加と，ユビ

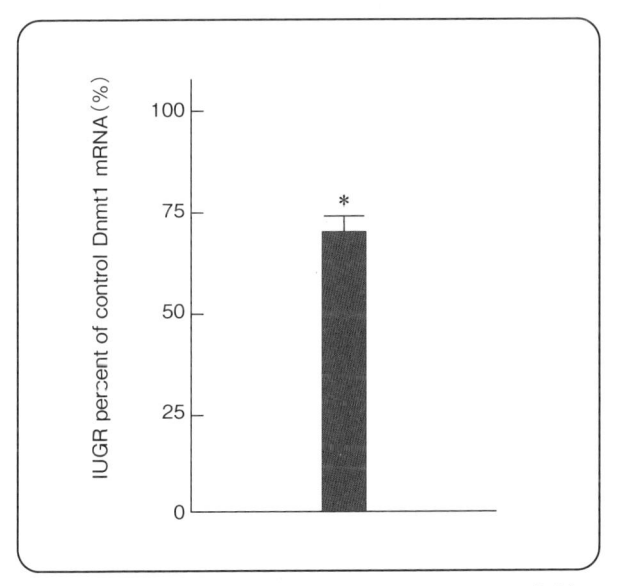

図5-5　IUGRラット腎臓のDnmt1発現抑制
Dnmt1：DNAメチルトランスフェラーゼ1，$*p<0.05$.
文献6）より

表5-3　p53-MDM系（フィードバック自己調節系）の構成酵素

p53 リン酸化（活性化）系酵素
ATM（ataxia telangiectasia mutated kinase）
ATR（A-T-related kinase）
DNA-PK（ds DNA-activated protein kinase）
p53 細胞内分解（非活性化）系酵素
MDM2（p53-specific E3 ubiquitin ligase）

キチン化による非活性化である。リン酸化には表5-3に示す3つの酵素系，ユビキチン化にはMDM2（p53-specific E3 ubiquitin ligase）が関与している。同じ系でこれらの酵素の発現を検討したところ[7]，リン酸化酵素系の活性増加に対し，非活性化酵素が変化しないという結果であった。これは，活性化したp53の存続することを意味しており，過剰に産生されたp53が活性化され，活性化されたp53はなおも存続している。その結果著しいアポトーシスが進行するものと思われる。これがいったん形成された腎臓糸球体数が減少していくひとつの機序であると考えられる。

なお，小児の高血圧症例の本態性高血圧患者の占める頻度が疫学調査されている。日本での調査ではその頻度は約11.3％であり[8]，この頻度はイギリスの約3倍と高率である。この高値は，日本では低出生体重児の頻度が増加していることと，出生体重の低下は腎臓糸球体数の減少を起こすこととに関連性を示す現象ではないかと疑われている。今後これらの疫学調査には出生体重の分析も付け加えることで解明されていくものと考える。この視点からの疫学調査もお願いしたいと希望している。

(2) 遺伝子発現制御系の変化(DNAメチル化からみた素因形成と表現型)

胎児・胎仔期のある時期〔臨界期〕に低栄養に曝露されると，酵素，生理活性物質の受容体，情報伝達系などの多様な代謝応答機構が変化する。胎内で変化したこの状態は，その機序は不明であるが，出生後に栄養状態がよくなっても，変化することなく持続する。それにはDNAのメチル化や，DNA

結合タンパク質であるヒストンのアセチル化，メチル化またはその逆のクロマチン構造の変化である。臨界期に変化したこの変化が出生後も持続し，時に世代を超えて存続する。妊娠初期，胎児期，授乳期で生ずる低栄養やスキンシップにより表現型が変化し，それをDNAメチル化の変化と関連づけた報告がある。これらの結果は，受精時から出生直後の短期間に生じたエピジェネティクス変化が長期に持続するという現象を示している。なお，ヒストンタンパク質の変化もそれに関連して生じていることもみられている。

1) 受精・着床時の微量栄養の影響

K. D. Sinclairら[9]はヒツジを用いて，受精する8週間前から，受精後6日まで，メチオニン，葉酸，ビタミンB_{12}（メチル基代謝に関与するOne carbon metabolismを構成している栄養素の一部）のみを欠如した通常食を与えて，その影響を検討した。着床開始は受精後6〜7日目から生じており，受精6日目はインプリント現象の前半に相当する重要な時期と言える。欠如させた栄

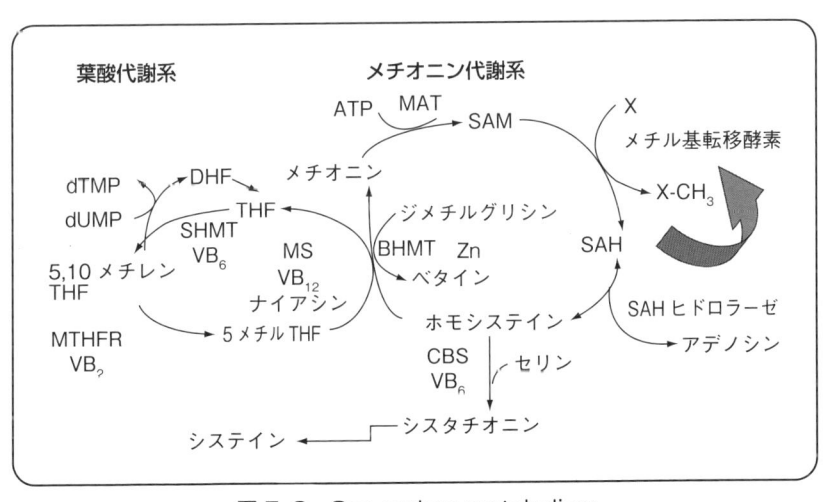

図5-6 One carbon metabolism

SHMT：vitamin B_6-dependent serine hydroxymethyltransferase, MTHFR：vitamin B_2-dependent methylentetrahydrofolate reductase, BHMT：Zn-dependent betaine-homocystein methyltransferase, MAT：methionine adenosyltransferase, DHF：dihydrofolate, THF：tetrahydrofolate, SAM：S-adenosylmethionine, SAH：S-adenosylmethylhomocysteine, CBS：cystathionine β synthase.

養素は，One carbon metabolism（図5-6）の代謝に強く関与をしているものであり，この代謝回転が正常に進まない栄養学的な条件を負荷した実験と言える．最終的にメチル基結合状態が偏移したエピジェネティクス変化が生じ，臓器機能・代謝系が変化することを示した実験である．

この実験系で，生後23カ月後に，昇圧物質アンギオテンシンⅡを血管内投与して収縮期血圧の反応をみたところ，栄養素を欠如した食事を与えた群ではその昇圧反応はより強く出現していた．さらに静脈内にブドウ糖を一定量投与したところ，血糖値には差はないが，インスリン値は対照群に比べ約2倍の高値を示していた．すなわちインスリン抵抗性が認められていた．さらに過剰な免疫反応などが認められていた．これらの表現型は雄により強く

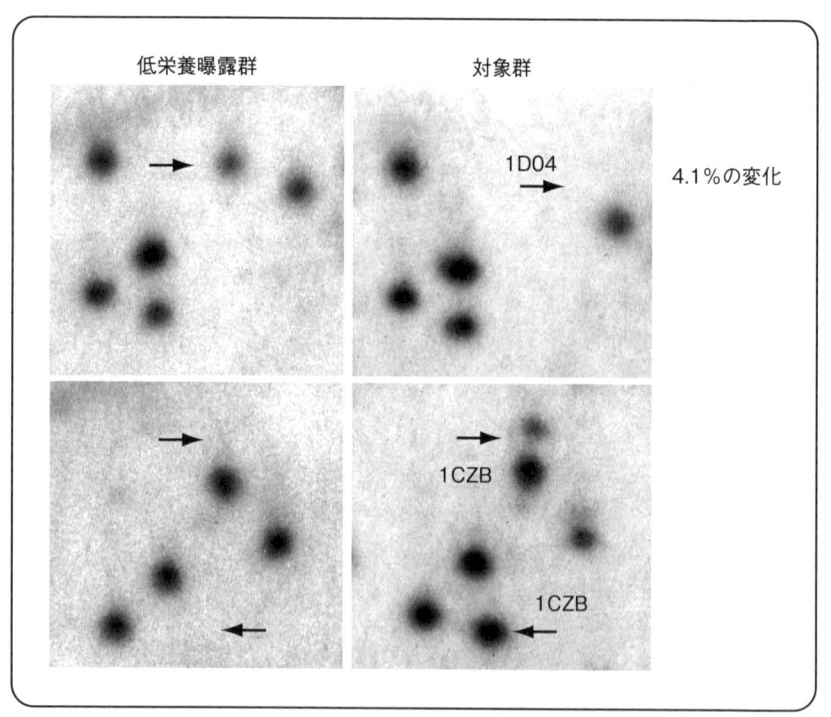

図 5-7　低栄養曝露ラット胎仔肝臓の CpG メチル化プロファイル（胎生 50 日）
DNA 二次元電気泳動法（restriction landmark genome scanning：RLGS）による．
文献 9）より改変

認められていた。受精から6日までの短時間の栄養学的介入であってもこのように血圧調節系，血糖調節系に大きな変化が生じており，これらはやがて高血圧，糖尿病に進展していく可能性が高いことを示している。

　この系で，妊娠90日齢の胎仔肝臓でDNAのメチル化度について，1,400個のCpGアイランドを対象に分析したところ，4.1％にまで達するメチル化の変化が生じていた（図5-7）。非メチル化または低メチル化を示すスポットが出現していると同時に，メチル化が進行している部位もあり，この変化には雌雄差があった。これは胎内低栄養が疾病の素因を形成する機序そのものにも雌雄差がある現象を示すものである。なおこの4.1％の変化は相当大きいとみるべきである。すなわち加齢では1％程度に，腫瘍では3～4％程度のメチル化変化が認められるにすぎないと報告されている。そのため，この4％は相当な変化であり，生理機能，代謝系に大きな変化が生じ，高血圧，糖代謝異常，免疫系の異常などが生じたものと想定される。

　このヒツジの実験から，妊娠初期の低栄養は生物学的に重要な意味があることが示されている。受精後短時間の間にインプリント現象が生じるので，この時期の栄養環境はよりエピジェネティクス変化を引き起こす可能性が高いと言える。ヒトの妊娠悪阻，重症妊娠悪阻は妊娠初期に生ずるものであり，生理的なものとみなされているが，この実験からは決して無視すべきでなく，積極的に治療すべきであることが示唆される。これら疾患の治療にビタミンB_1の投与は，コルサコフ氏症候群の予防のために重要であると言われているが，加えてOne carbon metabolismに関連したアミノ酸，葉酸，ビタミンB_6, B_{12}も治療を行ううえで考慮すべきであると言える。悪阻，重症妊娠悪阻は児の長期予後を考慮に入れた治療が必要であることを示している。また受精時の著しいやせも児にはリスクと考えるべきである。

2）胎仔期・胎児期の低栄養と葉酸の効果

　次に，妊娠中期での低栄養曝露の実験を示す。Lillycropら[10]は，妊娠ラットを，妊娠中に低栄養（タンパク質を半分にしたもの）に曝露させて，出生後50日目に肝臓のmRNA　DNAを抽出して，PPARα，グルココルチコイド受容体，AOX（acetyl-CoA carboxylase）の発現量をみたが，それらは3倍

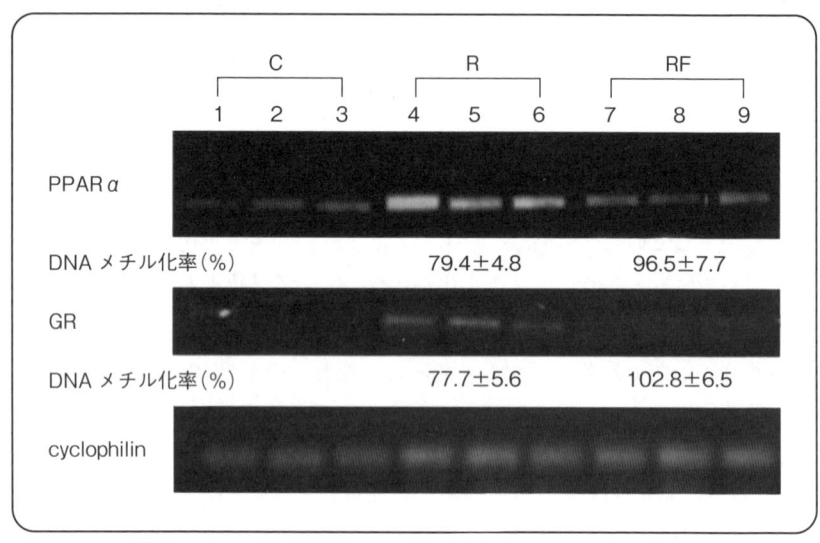

図 5-8 母獣食にタンパク質制限および葉酸添加した仔マウスの肝臓遺伝子発現量の変化
C：対照食，R：タンパク質制限食，RF：葉酸添加・タンパク質制限食．

文献 10) より改変

から10倍の発現量の増加を示していた（図5-8）。それに対しPPARγの発現量には変化がなかった。これは生後50日目の仔の肝臓でみているので，胎内での変化が出生後も持続しているものと考えられる。すなわち胎内での変化は出生後も持続していることと，この持続した変化が疾病素因となってやがて疾病が発症してくるものと考えられる。また各遺伝子のプロモーター域のメチル化度を検討したところ，PPARαは約20%，グルココルチコイド受容体（glucocorticoid receptor：GR）は約22%抑制されていた。この低メチル化により遺伝子発現の亢進が生じているのである。しかしPPARγには変化はみられなかった。

　肝臓のPPARαは多様な生理活性を有している。例えば，活性型のグルココルチコイドを非活性型に変換する酵素11βHSDⅡ（11β hydroxysteroid dehydrogenase typeⅡ）の発現を抑制する。この酵素は多くの臓器に存在してグルココルチコイドを非活性化する。その場合，同じグルココルチコイド

血中濃度であっても、局所でのグルココルチコイドの非活性化は抑制され、細胞へはより多くのグルココルチコイドに曝露されることになる。また、AOX（acetyl-CoA carboxylase）の発現量を増やす。この酵素はperoxysomal β-oxydationを亢進させるので、脂質代謝には大きな変化が生ずる。さらにΔ6-desaturase活性を抑制し、ドコサヘキサエン酸を減少させる。このような多彩な脂質代謝に関連した酵素の遺伝子発現を制御している重要な酵素である。この結果、脂質代謝が大きく変化することになり、出生後の脂質異常症が発症してくることとなる。ヒトで、出生児の腹囲は肝臓の大きさを示す間接的なマーカーと言われているが、腹囲の小さい児は成人後に脂質異常症を起こすことが明らかとなっている。その機序としてこのような、脂質代謝に関連した物質の遺伝子発現の変化が出生後も持続して存続して、脂質異常症を引き起こしている可能性が示唆される。

ところが、この低タンパク質食に葉酸のみを添加した食事を母獣に与えると、低栄養状態が持続していながら、これらの遺伝子発現が完全に正常化したという実験もある。低タンパク質食で発現の亢進している物質では発現量が低下し、正常群と差がなくなったのである。これら遺伝子のプロモーター領域のメチル化度を検討すると、低メチル化状態であったものが正常化していた。それに対し発現量の不変のものでは変化していなかった。妊娠中期でもOne carbon metabolism（図5-6）に関連した栄養素のエピジェネティクス変化に与える意義は大きいと言える。

葉酸を妊娠中期以降に多量摂取すると児に喘息が多発するとの報告がされて以来、葉酸は妊娠初期にのみ神経管閉鎖障害を予防するために重要であり、それ以降は摂るべきでないとの意見が日本では生まれつつある。しかしこの実験結果よりも、妊娠全期間を通じて葉酸およびOne carbon metabolismに関連した栄養素は必要であることが理解できる。

3）ストレスに対する影響

胎内低栄養のもうひとつの影響として、間脳-下垂体-副腎皮質系および末梢組織のストレスに対する反応変化があげられる。その例としてスウェーデンの調査では、出生体重が少ない場合には、年間収入が少ないほど心筋梗

塞での死亡率が高くなり，出生体重が大きいと収入が少なくなってもその死亡リスクは高くならない．すなわち収入をひとつのストレス負荷と考えて，このストレスに対する反応性に差があるという興味深いデータがある（図5-9）[11]．すなわち低出生体重児と正常体重児群に分けて，年収ごとに心筋梗塞による死亡リスクをみたものである．出生体重の低い群では，収入が低くなるに従い死亡率が上昇する．しかし他群は収入と死亡リスクには関連性が認められていない．これは出生体重が小さくなるとストレスに対する抵抗性が低くなることを示す興味ある疫学分析の結果と考えられている．しかし出生体重が小さくても，血中副腎皮質ホルモンの基礎値は必ずしも高くないと言われている．しかし高グルココルチコイド血症類似の状況が出現しているのである．その機序として，多くの臓器に存在するグルココルチコイドを非活性化する11β水酸化ステロイド脱水素酵素II（11β hydroxysteroid dehydrogenase type-2）の発現は胎内低栄養ではその発現が抑制されており，非活性化が抑制される．さらにグルココルチコイド受容体の発現量は，肝臓，腎臓，肺臓などの多くの臓器で増加している．この状況が出生後も持続してお

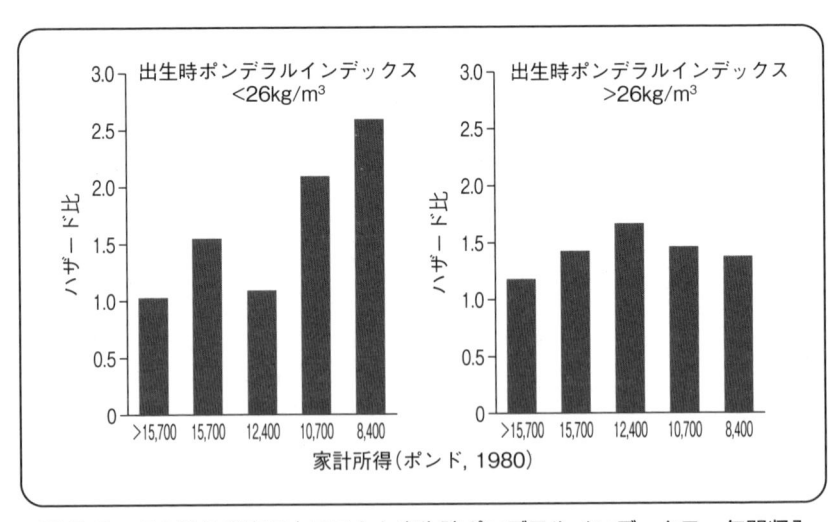

図5-9 虚血性心疾患死亡リスクと出生時ポンデラルインデックス，年間収入
文献11）より改変

り，結果としてグルココルチコイドの基礎値が高くなくても，細胞は高グルココルチコイド血症に曝露されているのと同じ状況にある．そのために，同じ血中濃度であっても，細胞には過量なグルココルチコイドが作用している結果になると想定される．また視床下部-下垂体-副腎皮質系のネガティブフィードバックで，刺激に対してはグルココルチコイドが過剰に分泌されているという報告もある．

さらに，ストレスに対する反応性は，間脳-下垂体-副腎皮質系の過剰反応を示しており，基礎値のグルココルチコイドに対する細胞レベルでの反応に加えて過剰な反応性もそれに加わって，図5-9に示す結果が生じたものと考えられる

4．おわりに

最後に日本の望ましくない状況が進展している状況を示したい．出生体重

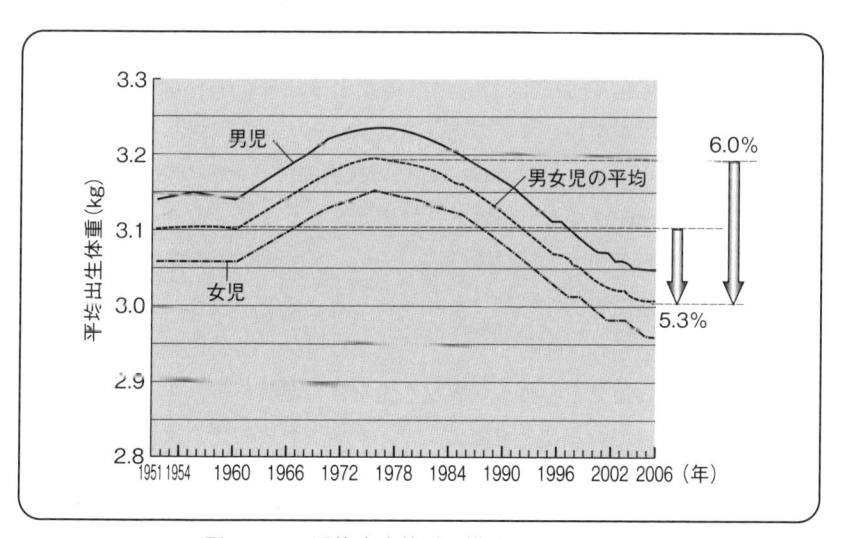

図5-10　平均出生体重の推移(1951〜2006)
母子衛生研究会(編): 母子保健の主な統計〔2008〕．母子保健事業団，2009 より引用．大貫善一氏作成改変

の推移（図5-10）をみると，1950年代後半までは出生体重の男女平均が約3,100gであったものが，経済発展と共に1960年ごろから増加に転じ，1970年代半ばには3,200gにまでなったが，それ以降は減少し続けている。男児は，1970年代半ばには約3,250gまでに達したが，それ以降は減少し続け，2011年はすでに3,000g以下となっている。この30〜40年間に平均体重が250g減少したのである。1950年代と比べても150g減少している。出生体重は子宮内の栄養環境を必ずしも正確に示すものではなく，間接的な指標と考えるべきであるが，動物実験で出生仔の体重の減少は，極端な低栄養を母獣に負荷しなくては起こらないことを考えると，平均出生体重が250gも減少することは，多くの妊婦で以前に比べ，栄養不足の状態があると想像される。出生体重は1950年代に比べてもさらに低下しているので，貧しかった終戦後の当時よりも低栄養状態にあると言うべきではないかとすら想像される。2,500g未満の出生児を低出生体重児と称するが，その頻度は1950年代後半に7％台であったものが，経済発展と共に減少して5％台にまで低下したがその後は増加し，いまも歯止めがかからずに上昇している（2007年9.7％）。2011年現在は約10％であるが，すでに13％を超えた地域も出てきている。2003年のOECD加盟国で低出生体重児の頻度はわが国が最も高い。この結果は，日本が疾病リスクの高い子供が増えている国である可能性を示唆し，小児生活習慣病，発達障害，将来の健康障害などのさらなる増加が，OECD加盟国のなかで最も危惧される状態にある。

　以上，成人病胎児期発症説を概説したが，この領域は疾病発症機序を含め，生命科学の最先端的な領域になりつつある。研究の流れ・方向性にわれわれは注目していかねばならない。その成果は臨床，特に周産期医学へ応用すべきものが多いと考えられる。罪なき次世代の健康を確保する責務をわれわれの世代は負っていることを認識して，少産少死の時代，次世代の長期健康予後を確保するために，努力すべきである。

文　献

1) Barker D. J. and Osmond C. : Infant mortality, childhood nutrition, and isch-

aemic heart disease in England and Wales. Lancet, 1986 ; 1 ; 1077-1081.
2) Roseboom T., de Rooij S. and Painter R. : The Dutch famine and its long-term consequences for adult health. Early Hum Dev, 2006 ; 82 ; 485-491.
3) Hanson M., Godfrey K. M., Lillycrop K. A. et al. : Developmental plasticity and developmental origins of non-communicable disease: theoretical considerations and epigenetic mechanisms .Prog Biophys Mol Biol, 2011 ; 106 ; 272-280.
4) Mañalich R., Reyes L., Herrera M. et al. : Relationship between weight at birth and the number and size of renal glomeruli in humans: a histomorphometric study. Kidney Int, 2000 ; 58 ; 770-773.
5) Langley-Evans S. C., Welham S. J., Jackson A. A. : Fetal exposure to a maternal low protein diet impairs nephrogenesis and promotes hypertension in the rat. Life Sci, 1999 ; 64 ; 965-974.
6) Pham T. D., MacLennan N. K., Chiu C. T. et al. : Uteroplacental insufficiency increases apoptosis and alters p53 gene methylation in the full-term IUGR rat kidney. Am J Physiol Regul Integr Comp Physiol, 2003 ; 285 ; R962-R970.
7) Ke X., McKnight R. A., Wang Z. M. et al. : Nonresponsiveness of cerebral p53-MDM2 functional circuit in newborn rat pups rendered IUGR via uteroplacental insufficiency.Am J Physiol Regul Integr Comp Physiol, 2005 ; 288 ; R1038-R1045.
8) 田中聡子：本邦小児の高血圧に於ける基礎疾患の疫学的検討：第12回小児高血圧研究会抄録集, 2005.
9) Sinclair K. D., Allegrucci C., Singh R. et al. : DNA methylation, insulin resistance, and blood pressure in offspring determined by maternal periconceptional B vitamin and methionine status. Proc Natl Acad Sci USA, 2007 ; 104 ; 19351-19356.
10) Lillycrop K. A., Phillips E. S., Jackson A. A. et al. : Dietary protein restriction of pregnant rats induces and folic acid supplementation prevents epigenetic modification of hepatic gene expression in the offspring. J Nutr, 2005 ; 135 ; 1382-1386.
11) Barker D. J., Forsén T., Uutela A. et al. : Size at birth and resilience to effects of poor living conditions in adult life: longitudinal study. BMJ, 2001 ; 323 ; 1273-1276.

参考文献

1) 板橋家頭夫,松田義男(編):DOHaD その基礎と臨床.金原出版,2008.
2) David Barker(著),福岡秀興(監訳):体内で成人病ははじまっている.ソニーマガジン社,2005.
3) 福岡秀興(編):胎生期環境と生活習慣病.医学のあゆみ,2010;235.
4) 福岡秀興(編):成人病胎児期発症説からみた母体・胎児の栄養管理.小児科臨床,2011;64.
5) 福岡秀興(編):妊娠前からはじめる妊婦の栄養ケア.臨床栄養,2011;119.

第6章

生活習慣病と DNA メチル化

亀井康富[*1,2]，小川佳宏[*1,3,4]

1. はじめに

　生活習慣病は，糖尿病，脂質異常症，高血圧，高尿酸血症，がん，骨粗鬆症など，長年の生活習慣が発症原因に深く関与する疾患である。本稿ではまず，生活習慣病（特に代謝疾患）について概説し，生活習慣病に密接に関連する食生活・栄養および運動に関して科学的な背景を述べる。次に，DNA メチル化の分子機序について解説する。そして生活習慣病の発症における DNA メチル化などのエピジェネティクス制御に関して現在までに明らかにされていることを示す。

2. 生活習慣病について

(1) 肥満とメタボリックシンドローム

　肥満とは体内の脂肪組織が過剰に蓄積した状態であり，体脂肪の分布により内臓脂肪型肥満と皮下脂肪型肥満に分けられる。このうち内臓脂肪型肥満は糖尿病，脂質異常症，高血圧の要因になり，動脈硬化性疾患を早期に発症させるリスクが高いことが明らかになっている。健常人では摂取エネルギー

[*1] 東京医科歯科大学難治疾患研究所分子代謝医学分野，[*2] 東京医科歯科大学難治疾患研究所臓器代謝ネットワーク研究部門，[*3] 東京医科歯科大学大学院医歯学総合研究科分子内分泌代謝学分野，[*4] 東京医科歯科大学グローバル COE プログラム

と消費エネルギーのバランスが取れており，体重は一定に保たれる。しかしながら，過食によって摂取エネルギーが過剰になり，運動不足によって消費エネルギーが少なくなると，相対的にエネルギー過剰となり，貯蔵エネルギーが増加する。すなわち，肥満である。

　内臓脂肪型肥満，脂質代謝異常，耐糖能異常，高血圧など，動脈硬化の危険因子が集積すると，危険因子の数が増えるほどに加速度的に動脈硬化性疾患，特に虚血性心疾患を発症する確率が増加する。このような病態に対して，以前よりシンドロームX，死の四重奏，インスリン抵抗性症候群，マルチプルリスクファクター症候群，内臓脂肪症候群などと呼称されて，それぞれの観点から研究がなされてきた（表6-1）。メタボリックシンドロームはこれらの病態を統合整理した概念であり，内臓脂肪型肥満（内臓肥満・腹部肥満）に高血糖，高血圧，脂質異常症のうち2つ以上を合併した状態を言う。日本肥満学会の基準（2005年）では腹囲男性85cm，女性90cm以上が必須であり，かつ，①血圧130/85mmHg以上，②中性脂肪150mg/dL以上またはHDLコレステロール 40mg/dL未満，③血糖110mg/dL以上，の3項目中2項目以上と規定されている。

表6-1　内臓脂肪症候群，シンドロームX，死の四重奏，インスリン抵抗性症候群の概念

内臓脂肪症候群 Viceral fat syndrome Matsuzawa Y. et al.(1987)	シンドロームX(症候群X) SyndromeX Reaven G. M.(1988)	死の四重奏 Deadly quartet Kaplan N. M. (1989)	インスリン抵抗性症候群 Syndrome of insulin resistance DeFronzo R. A. et al. (1991)
内臓脂肪型肥満		上半身肥満	肥満
脂質異常症（高脂血症）	高トリグリセリド血症 低HDL-C血症	高トリグリセリド血症	脂質代謝異常
	インスリン抵抗性 高インスリン血症		高インスリン血症
耐糖能異常	耐糖能異常	耐糖能異常	2型糖尿病
高血圧	高血圧	高血圧	高血圧
			動脈硬化性疾患

(2) 栄養と健康状態の推移

わが国の食生活は第二次世界大戦後に短期間で大きく変化した。三大栄養素であるタンパク質，脂質，炭水化物の摂取エネルギー比で示すと図6-1のようになる。すなわち高炭水化物食から高脂質食へ移行している。明治以降，日本人の平均寿命が50年を超えたのは第二次世界大戦以降である。社会環境，経済環境，医療衛生環境などの向上と共に，食生活の改善も伴って平均寿命が延長した。一方，疾患構造にも大きな変化がみられている。すなわち，栄養素の過剰な摂取や不均衡な摂取から生活習慣病が増加している。主な疾患別の死亡率の年次推移をみると，図6-2のようにがん（悪性新生物）や心疾患が増加している。一方，日本人の体格変化の推移をBMI（body mass index）でみると，男性は次第に高くなっているが，20代女性では低下

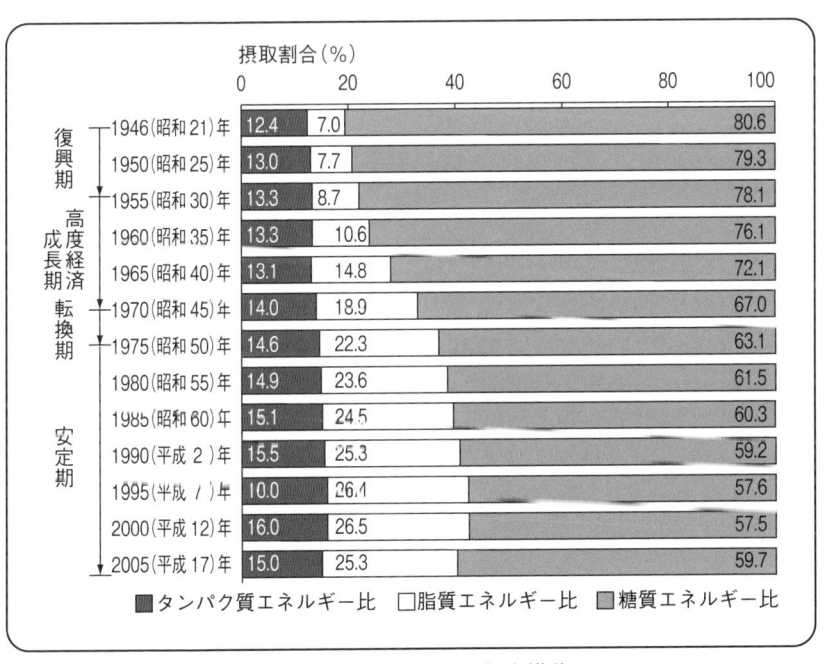

年	タンパク質エネルギー比	脂質エネルギー比	糖質エネルギー比
1946（昭和21）年	12.4	7.0	80.6
1950（昭和25）年	13.0	7.7	79.3
1955（昭和30）年	13.3	8.7	78.1
1960（昭和35）年	13.3	10.6	76.1
1965（昭和40）年	13.1	14.8	72.1
1970（昭和45）年	14.0	18.9	67.0
1975（昭和50）年	14.6	22.3	63.1
1980（昭和55）年	14.9	23.6	61.5
1985（昭和60）年	15.1	24.5	60.3
1990（平成2）年	15.5	25.3	59.2
1995（平成7）年	16.0	26.4	57.6
2000（平成12）年	16.0	26.5	57.5
2005（平成17）年	15.0	25.3	59.7

（復興期：1946～1955／高度経済成長期：1960～1970／転換期：1975／安定期：1980～2005）

図6-1　栄養素摂取の年次推移

資料：厚生労働省「国民健康・栄養調査」

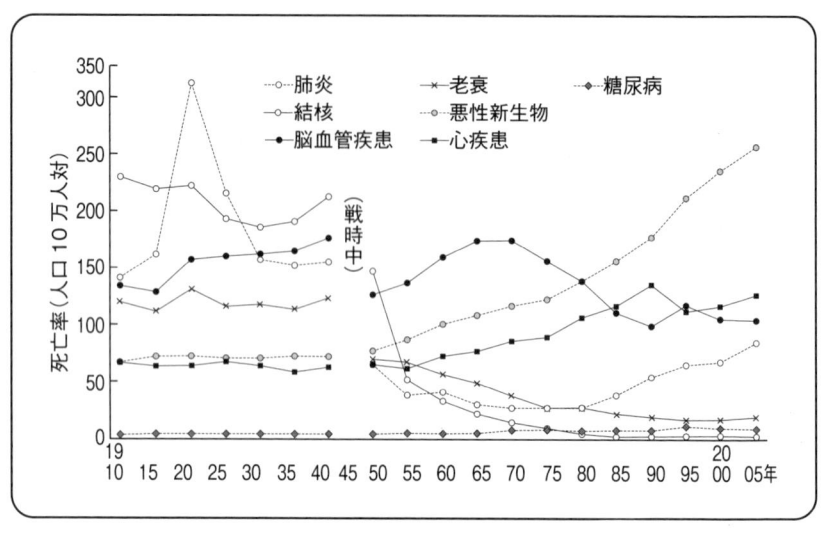

図 6-2　主な疾患による死亡率の推移
資料：厚生労働省「人口動態統計」より

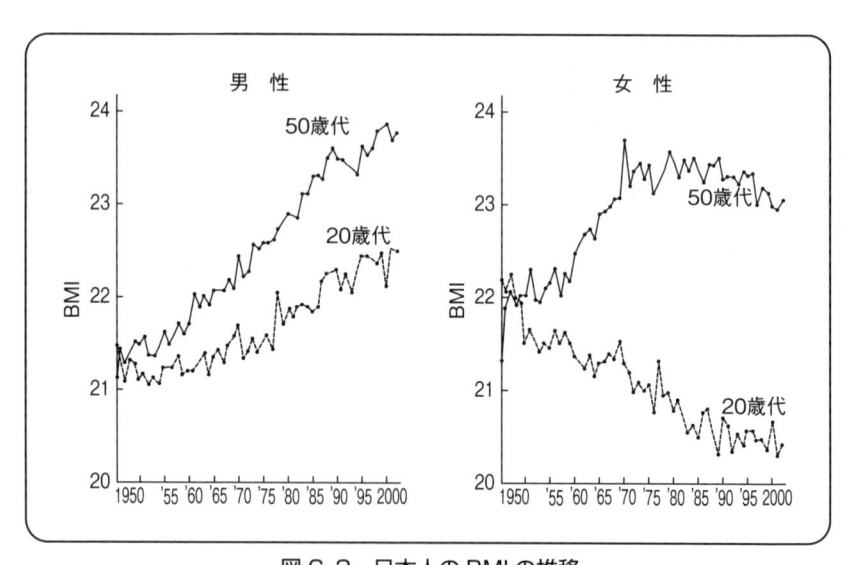

図 6-3　日本人のBMIの推移
出典：本川　裕：社会実情データ図録および厚生労働省「国民健康・栄養調査」

が目立っている（図6-3）。この若年女性の低体重は，ダイエットによるやせ型体型の流行がひとつの原因になっていると考えられ，後述する妊婦の子宮内栄養の不足による出生時体重の低下傾向を引き起こしている可能性がある。

(3) 運動による生活習慣病の改善

　運動は糖尿病や肥満などの生活習慣病の発症を予防する。これまでに数多くの疫学的調査が行われてきている。例えば，アメリカの看護師7万人を対象とした大規模な追跡調査で，軽い運動習慣により2型糖尿病の発症率が8年間に40％も低下することが示された。ほとんど運動しない群では，約1万3千人中422人（3.2％）が糖尿病を発症したのに対して，軽い運動（週に1回で30分程度のウォーキング）を行った群では，約1万5千人中296人（1.9％）しか糖尿病を発症しなかった。運動のレベルが強いほど糖尿病の発症頻度は少なくなるが，軽度の運動でもかなりの糖尿病発症頻度の低下が認められる。また，この研究では歩行速度の違いと糖尿病発症率の関係も調べており，歩行速度が高い人ほど糖尿病の発症頻度が顕著に低下することを示している。一方，糖尿病になるとインスリンによる末梢での糖取り込みが低下する。この糖取り込み低下は，全身の臓器のうち主に骨格筋に起因することが明らかにされている。運動は糖の取り込みを増加し，インスリン抵抗性を改善する有力な方法となっている[1]。

　運動の生理効果は，運動時に生じる急性効果と，運動を繰り返すことによって生じる慢性効果に分けることができる[2]。急性効果は運動時に骨格筋で多量に消費されるエネルギーを補うため，脂肪や炭水化物を燃焼させるように酵素活性が増加する反応であり，この原因として骨格筋内のエネルギー状態を感知するAMPキナーゼの活性化が想定されている。慢性効果には骨格筋の赤筋化，ミトコンドリア数の増加と糖輸送体（Glut4）量の増加がある。適度な運動によりミトコンドリア機能（有酸素運動のためのエネルギーであるATPを産生すること）が向上し，さらに血中から骨格筋へ糖を運ぶGlut4量の増加により血糖の取り込み能力が増加する。ミトコンドリア機能の活性化

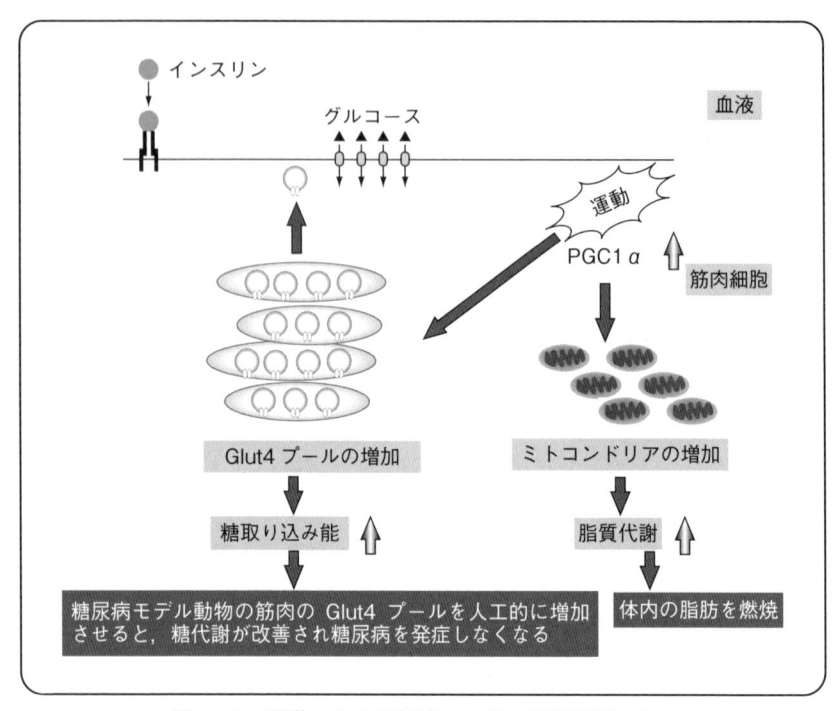

図 6-4　運動による骨格筋での糖・脂質代謝の変化
継続的な運動により，骨格筋の Glut4 の量が増加し，糖取り込み能が向上する。また PGC1αの増加によりミトコンドリアの数が増加し，脂質代謝能が向上する。

は，脂肪酸のβ酸化を増加させ，脂肪組織から放出されている遊離脂肪酸が処理されやすくなり，肝臓での中性脂肪の蓄積を生じにくくなる（図6-4）。このように，適度な運動は，骨格筋での機能不全を効率よく改善することができる。PGC1αというタンパク質はミトコンドリア量の増加に重要な役割を果たしており，運動による生活習慣病の病態改善のキーとなると考えられている（後述）。すなわちPGC1αの発現増加は，運動で認められるようなミトコンドリアの増加，赤筋化，エネルギー消費量の増加，体重減少を引き起こす[2]。

3. DNA メチル化修飾について

　エピジェネティクスによる遺伝子発現制御を担う分子機構として，DNAのメチル化やヒストンのメチル化・アセチル化によるクロマチン構造の変化が知られており，塩基配列の変化を介さずに遺伝子の発現パターンを変化させ，その情報を次世代に伝えることができる。DNAメチル化による遺伝子発現制御は，個体発生におけるインプリンティング遺伝子の片親性発現パターンの成立や女性でのX染色体不活性化など，多くの生命現象に重要な役割を果たすことがよく知られている。ここではDNAメチル化・脱メチル化の分子機序について最近までの知見を述べる。

(1) DNAメチル化

　DNAのメチル化修飾は，遺伝子の実体である塩基配列を変えることなく，すなわち遺伝子のコードするアミノ酸配列情報を変えることなく，その発現を制御する。また，いったん付加されたゲノム上のメチル化修飾は安定に次世代の細胞に受け継がれる。同時に，メチル化修飾は必要に応じて脱メチル化される可塑性を有している。遺伝情報の発現制御機構を理解するうえで，ゲノムDNAのメチル化がどのように調節されているかを理解することは重要である。

　真核生物の多くはゲノムDNAのシトシン塩基がメチル化修飾を受ける。一方，線虫やショウジョウバエはゲノムDNAメチル化が極めて低いか，存在しない（DNAメチル化の機能は必ずしも進化の過程で保存されていない）。脊椎動物のゲノムDNAのメチル化はシトシン塩基の次にグアニン塩基が続くCpG配列中のシトシン塩基に付加される。マウスのゲノムDNAではCpG配列の約80%がメチル化修飾を受けている。このメチル基はS-アデノシルメチオニンからDNAメチルトランスフェラーゼの働きで転移される。哺乳類ではDNAメチルトランスフェラーゼ（Dnmt）の相同遺伝子として5つの遺伝子産物が知られている（図6-5）。このうち，メチル化されていないDNAに新たなメチル化を導入する酵素はDnmt3aおよびDnmt3bであり，細胞に

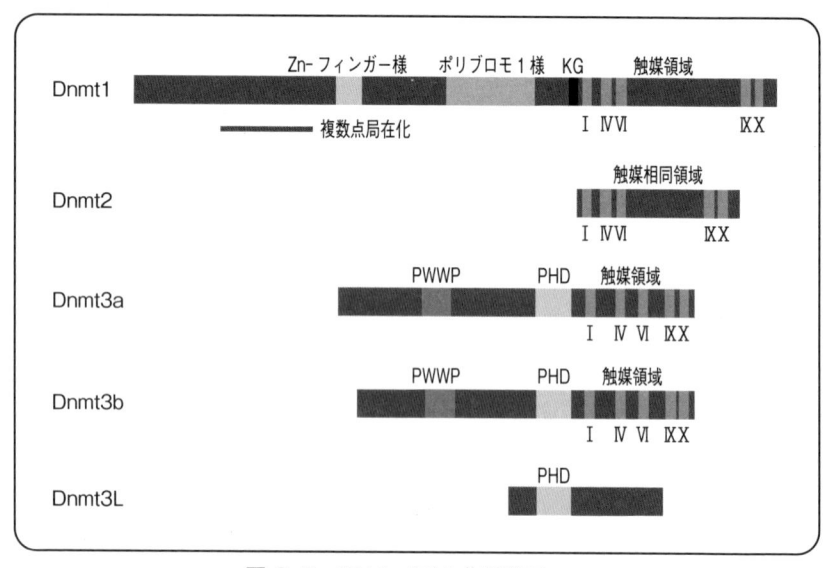

図6-5 DNAメチル化酵素 Dnmt

DNAメチルトランスフェラーゼファミリーの模式図および構造モチーフ。

PWWP：Pro-Trp-Trp-Pro を含む配列。核内に存在し細胞の分化増殖にかかわるタンパク質に多くみられる。

PHD：plant homeo domain（植物ホメオドメイン）タンパク質に見いだされた Cys に富む領域。タンパク質間相互作用にかかわるとされる。ポリブロモ，ヒストンアセチル化酵素やクロマチン再構築因子などにみられる保存された配列。

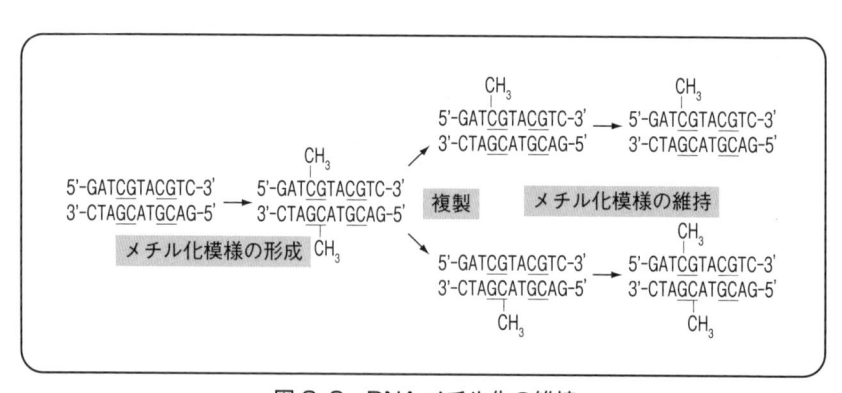

図6-6 DNAメチル化の維持

複製された DNA は Dnmt1 の作用によりメチル化修飾を受ける。このため，複製前の DNA メチル化パターンが維持される。

メチル化パターンを書き込む新規（*de novo*）メチル化酵素であると考えられている。一方，細胞が分裂し，DNAが複製される際に，DNAメチル化は新たに合成された娘細胞のゲノムに伝達される。この反応はDnmt1によって触媒される。すなわちDnmt1は，DNA複製の際に生じるヘミメチル化DNA（片側だけメチル化されたCpG対）を選択的にメチル化し，メチル化パターンを次世代細胞に伝える維持メチル化酵素である（図6-6）。Dnmt2のDNAメチル化活性は非常に弱い。Dnmt3LはDNAメチル化触媒領域をもっておらず，DNAメチル化活性はもっていない。しかし，遺伝子インプリンティングにおけるDNAメチル化に必要であることが判明している。

(2) DNA脱メチル化

DNA脱メチル化には受動的な機構と能動的な機構とが存在する[3,4]。受動的な脱メチル化とは，DNAが複製されるとき親鎖側のメチル基を娘鎖側にコピーする"維持メチル化"が起こらないことにより娘鎖DNAにシトシンが取り込まれ，5-メチルシトシンが減少するものである。すなわち，DNA複製過程でDnmt1が働かないようにすれば，体細胞で2回分裂を繰り返すことで半分の細胞では完全に脱メチル化する計算になる（図6-7）。他方，能動的な脱メチル化はDNA複製には依存しない機構であり，受精直後の精子ゲノム，始原生殖細胞のゲノムや細胞分化後の一部の遺伝子プロモーターでこのようなDNA脱メチル化が観察されている[3]。また，ホルモンの作用により特定の遺伝子のDNA脱メチル化が生ずる[5]。しかしながら，実際に生体内でどのような反応によりDNA脱メチル化が起こっているのかについては，DNA脱メチル化酵素の存在も含めて，その実体は不明な点が多い。これまでに，植物では5-メチルシトシンを切除することのできるDNAグリコシラーゼについて複数の報告があるが，哺乳動物ではそれらのホモログは確認されていない。哺乳動物の能動的な脱メチル化は，①加水分解によりメチル基を直接に除去する機構，②AID/APOBECファミリータンパク質に依存的に5-メチルシトシンの脱アミノ化によって形成されるT/Gミスマッチが塩基除去修復によりシトシンに置換される機構[4]（図6-8），③メチル基を連

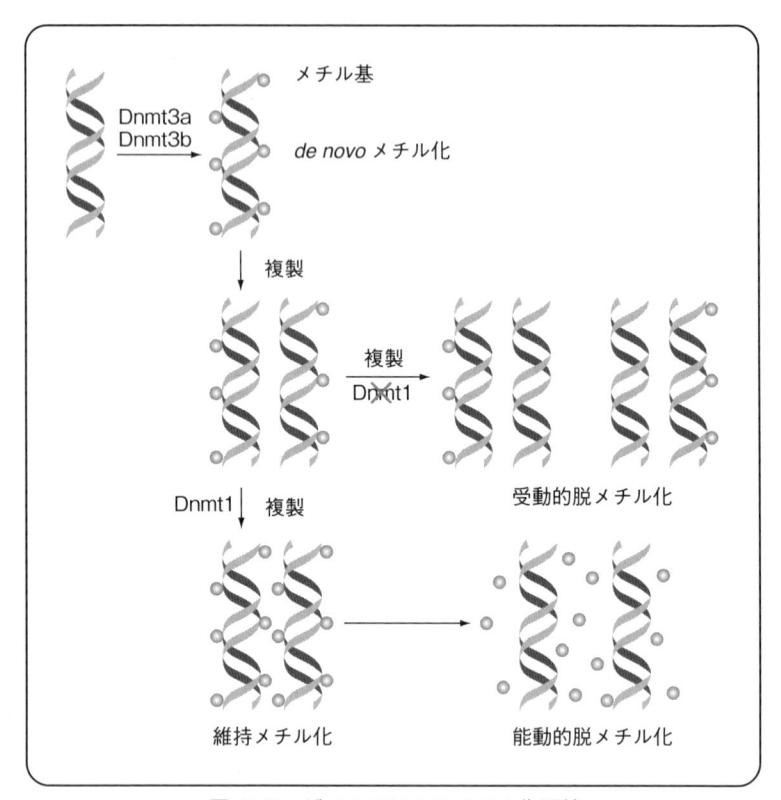

図 6-7　ゲノム DNA のメチル化調節
ゲノム DNA のメチル化状態は，メチル化されていない配列をメチル化し（*de novo* メチル化），細胞が増殖する過程で維持し（維持メチル化），必要に応じて消去する（脱メチル化）過程の総和として決定される。DNA 脱メチル化には受動的な脱メチル化（複製依存的）と能動的な脱メチル化（複製非依存的）が存在する。

続的な酸化反応により脱離する機構，などによって行われるものと推測されている。

　一方，哺乳類ゲノムの生理的DNA修飾塩基として5-ヒドロキシメチルシトシン（5hmc）が最近，再発見された。もともとはTファージや一部のウイルスに含まれる塩基として知られていたが，哺乳類では酸化障害によって生じる微量塩基とみなされていた。この5-ヒドロキシメチルシトシンはDNAの脱メチル化に関与することが示唆されている。TET（ten-eleven

3. DNA メチル化修飾について 121

図 6-8 DNA 脱メチル化の分子機序

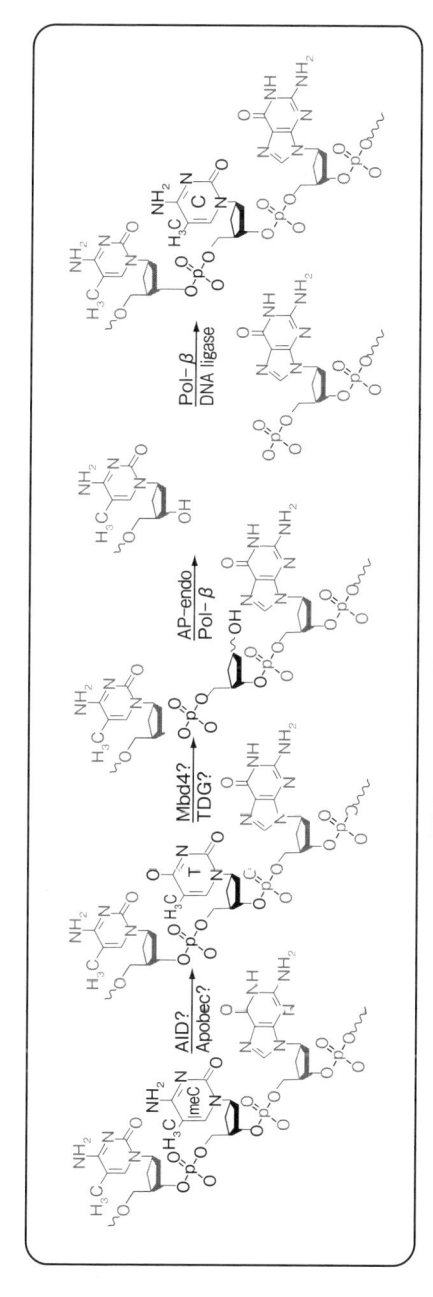

能動的な DNA 脱メチル化の分子機序として、図のような塩基除去修復機構が提唱されている。まず AID/Apobec によりメチル化シトシンがチミンへと脱アミノ化される。すなわちメチルシトシンとグアニンの対合が、チミンとグアニンのミスマッチの状態になる。つぎにチミン DNA グリコシラーゼによりグリコシド結合が切断される。さらに AP (脱ピリミジン) エンドヌクレアーゼ、ポリメラーゼ β、DNA リガーゼの塩基除去修復機構によりメチル化されていないシトシンが添加される。

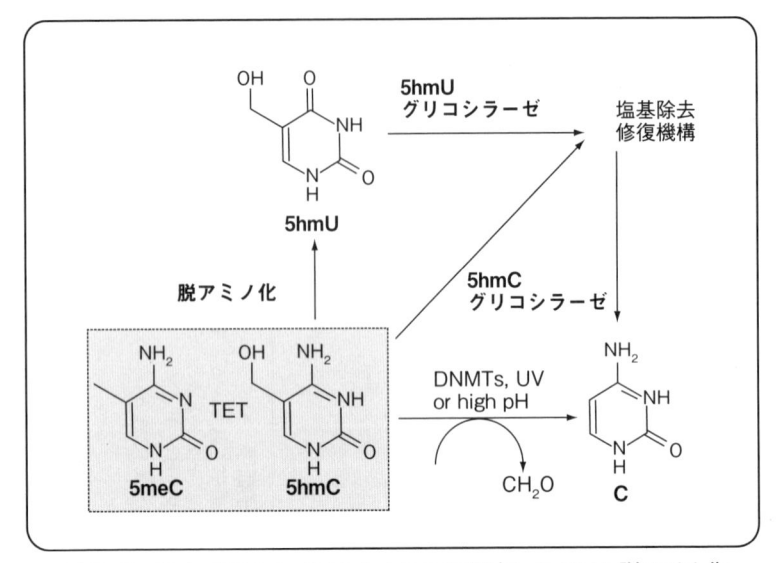

図 6-9　5-ヒドロキシメチルシトシンを経由した DNA 脱メチル化
5-メチルシトシン（5meC）は TET により 5-ヒドロキシメチルシトシン（5hmC）へと代謝される．脱アミノ化，脱グリコシル化などの反応を経て塩基除去修復機構（図 6-8 参照）により DNA 脱メチル化されるという機構が提唱されている．

translocation）は急性骨髄性白血病患者で MLL と融合タンパク質を作ることが知られていた遺伝子であるが，TET（TET1, TET2, TET3）が 5-メチルシトシンから 5-ヒドロキシメチルシトシンへの変換（酸化反応）を行うことが示された．哺乳類組織には 5-ヒドロキシメチルシトシン特異的なグリコシラーゼが存在すると報告されており，塩基除去が行われる可能性がある[3]（図 6-9）．すなわち，DNA 脱メチル化の有力な機構と想定されている．脱メチル化反応は DNA メチル化研究にとっては非常に重要な課題であり，解明が待たれる．

4. 生活習慣病と DNA メチル化

（1）がんと DNA メチル化

　がんにおけるDNAメチル化の異常として，DNA高メチル化状態と低メチル化状態があげられる。DNAの高メチル化状態は遺伝子発現抑制に，低メチル化は遺伝子発現上昇に関与する。がんにおけるDNAメチル化異常の特徴として，ゲノムワイドな低メチル化を示す一方，ある特定の遺伝子プロモーターのCpGアイランドにおける高メチル化がしばしば認められる。前者は染色体不安定性を引き起こすと考えられ，後者は高メチル化した遺伝子のmRNAへの転写を抑制することにより遺伝子の不活性化を引き起こすとされる。異常メチル化により，細胞周期調節遺伝子やアポトーシス関連遺伝子，DNA修復酵素など，さまざまな遺伝子が不活性化を受ける。メチル化の標的遺伝子が明らかになるにつれ，異常メチル化を腫瘍マーカーや抗がん剤感受性の指標として用いる試みもなされている。

　ヒト胃がんの強力な誘発因子であるヘリコバクター・ピロリ（以下，ピロリ菌）感染は，胃粘膜にDNAメチル化異常を誘発する。非がん部の胃粘膜DNAメチル化レベルは，健常人，単発胃がん患者，多発胃がん患者の順に上昇し，胃発がんリスクとよく相関する。また，スナネズミにピロリ菌を感染させるモデルでも，ピロリ菌感染は胃粘膜上皮細胞に強力にDNAメチル化異常を誘発し，そのDNAメチル化レベルは，除菌により一定程度まで低下するものの，非感染動物よりも高い。このようにピロリ菌については，感染によって引き起こされる慢性胃炎や胃がんで明らかなメチル化異常が生じていることが示されている[6]。出生直後のヒトの遺伝子は，正常状態では，一部を除いてメチル化されていないとされている。ただし，発現量が少ない遺伝子はメチル化されやすい傾向にあり，加齢に伴って，さまざまな遺伝子がメチル化されていくと推測される。そして，いったんメチル化された遺伝子は，その後の一生を通じてメチル化されたままだと考えられている。前がん状態の慢性炎症病変において，がん抑制遺伝子のDNAメチル化が促進されれば，その細胞はがん化しやすくなると推測される。実際，感染を受けた

胃の粘膜細胞では,がん抑制遺伝子として知られるp16,CDH1,LOX などでDNAメチル化が誘導されることが明らかにされている。スナネズミにピロリ菌を感染させると,DNA メチル化異常が誘発される。しかし,この時点で免疫抑制剤シクロスポリンを使って炎症を抑制すると,ピロリ菌の感染が続いているにもかかわらず,メチル化が強力に抑制されることも示されている。つまり,ピロリ菌自体ではなく,ピロリ菌感染による炎症のほうが,DNA メチル化異常誘発に重要であることが示唆される。しかしながら,炎症がどのようにしてメチル化を引き起こすのかについては未解明の部分が多い[6]。

(2) ゲノムインプリンティングと肥満

アメリカのKozakらは,遺伝的背景が同一であるにもかかわらず(C57BL/6Jマウス),高脂肪食負荷により太りやすいマウス(high gainer)と太りにくいマウス(low gainer)が一定の確率で得られることを報告し,肥満の易発症性の決定にエピジェネティックな制御が関与する可能性を示している(図6-10)。この際,高脂肪食負荷前のhigh gainerの生検脂肪組織では,インプリンティング遺伝子 *Mest* (mesoderm specific transcript;別名paternally expressed gene-1:*Peg*-1)の発現が増加するという[7]。

ゲノムインプリンティングは,ある一群の遺伝子において父親(精子)と母親(卵子)由来のDNAが異なる修飾(メチル化修飾)を受けることにより,一方の親由来の遺伝子に特異的な発現を引き起こす現象であり,特に,個体発生時の遺伝子発現制御における重要性が証明されている。*Mest*は代表的なインプリンティング遺伝子であり,発生時には父親由来のアレルより発現する。著者らは,肥満マウスの脂肪組織では*Mest*遺伝子発現が亢進すること,脂肪細胞特異的に*Mest*を過剰発現するトランスジェニックマウスは肥満を発症することを見いだし,*Mest*が脂肪細胞の肥大化に関連することを明らかにした。*Mest*タンパク質は小胞体やゴルジ体に局在し,そのアミノ酸配列の特徴からリパーゼあるいはアシルトランスフェラーゼであることが示唆されている。*Mest*は肥満のエピジェネティクス制御を理解するうえで

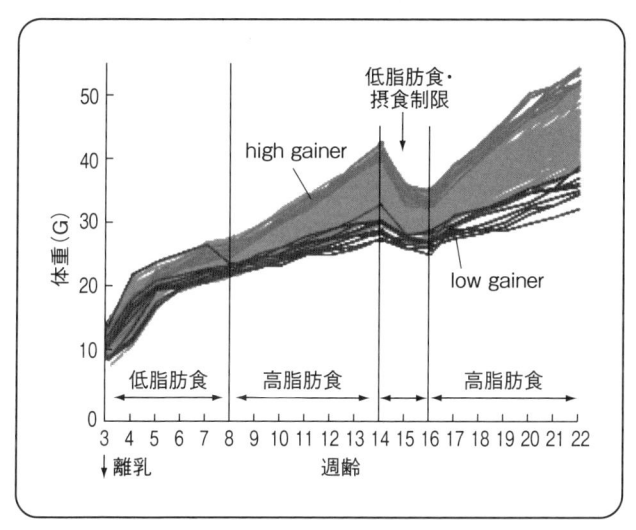

図 6-10 肥満発症とインプリンティング遺伝子
遺伝的に同一である C57BL6 マウスでも太りやすい個体（high gainer）と太りにくい個体（low gainer）が存在するが，これはエピジェネティックな作用であると考えられる。太りやすい個体の生検脂肪組織では実際に太る以前から *Mest* の遺伝子発現が亢進していることが示された。

文献 7) より引用

重要な手がかりとなる可能性がある。一方，インプリンティング遺伝子には *Ifg2*, *Igf2r*, *Grb10*, *p57Kip2* など細胞の成長に関係するものが多い。またその遺伝子欠損により肥満を呈する遺伝子が複数知られている。著者らは，肥満マウスの脂肪組織でDNAメチル化酵素のうちDnmt3aの発現量が著しく増加することを見いだし，肥満の脂肪組織において何らかの遺伝子がメチル化制御を受けている可能性があると報告した[8]。DNAメチル化の異常は肥満を引き起こすことが示唆される。

（3）葉酸・メチオニン代謝とDNAメチル化

DNAやヒストンのメチル化は，葉酸・メチオニン代謝経路において，メチル基転移酵素により*S*-アデノシルメチオニン（SAM）からメチル基が供

与されることにより生じるが、このSAMの合成には、メチオニン、葉酸、コリン、ビタミンB_{12}のような食事由来の栄養素がメチル基ドナーとして重要である（図6-11）。したがって、妊娠期の母親にこれら栄養素摂取の過不足が生じると、胎児のDNAやヒストンのメチル化状態が変化し、遺伝子発現パターンの変化を介して表現型に影響を与える可能性が指摘されている。例えばA^{vy}マウスの体毛色に関する研究では、メチル基ドナーを豊富に含む飼料を妊娠期に摂取した母マウスの産仔において、体毛色の決定にかかわる*agouti*遺伝子プロモーター領域のDNAメチル化と体毛色が変化することが報告されている[9]。さらに、妊娠期のメチル基ドナー摂取を制限された母ヒツジの産仔のDNAメチル化がゲノムワイドに変化し、またインスリン抵抗性や高血圧といった生活習慣病病態を呈するという報告もなされている。一方、著者らは、メチル基ドナーを豊富に含む飼料により授乳期の母マウスを飼育することにより、経母乳的にメチル基ドナーを豊富に摂取した仔マウス

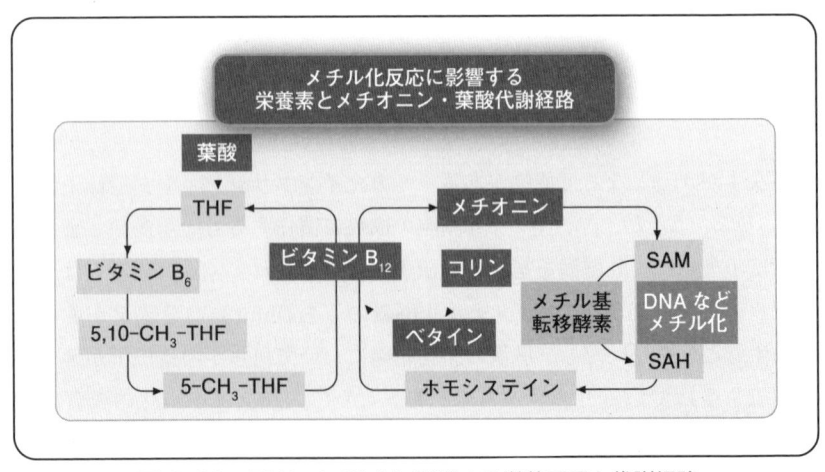

図6-11　DNAメチル化に影響する栄養因子と代謝経路

メチオニン代謝サイクル内での DNA およびヒストンメチル化の位置づけを示す。食事由来の栄養因子(四角で囲んだ分子)がDNAおよびヒストンメチル化に重要な役割を担う。栄養環境の悪化によるこれら栄養因子の過不足がエピジェネティックな変化を引き起こし、肥満症・生活習慣病の素因を形成する可能性が考えられる。
　THF：tetrahydrofolate，SMS：*S*-adenosylmethionine，SHA：*S*-adenosylhomocysteine.

では，離乳後の高脂肪食負荷による脂肪肝の形成が著しく抑制されることを見いだしている。これらのことから，肝臓の脂質代謝機能は胎仔期〜新生仔期に曝された栄養環境に従って，DNAメチル化を含むエピジェネティクス制御を受けて調節されることが想像される。

(4) 親世代の栄養環境と次世代の代謝疾患感受性

　これまで遺伝素因によるところが大きいと考えられてきた"太りやすい""生活習慣病になりやすい"体質の獲得に，栄養環境による代謝関連遺伝子のエピジェネティクス制御が影響を与えていることが明らかとなりつつある。代謝関連疾患の多くは多因子疾患であり，遺伝素因と栄養環境などの環境因子が複雑に相互作用することにより発症する。その分子基盤のひとつとしてエピジェネティックな遺伝子発現制御が注目されている。例えば，疫学調査や動物モデルを用いた研究により，われわれの生体内では胎児期や新生児期の栄養環境が何らかの形で記憶され，その後の肥満症や生活習慣病など代謝関連疾患の罹患性に影響を与えるという概念が提唱されている(developmental origins of health and disease：DOHaD)が，この記憶の仕組みとしてエピジェネティクスの関与が想定されている。すなわち，胎児期〜新生児期に曝された栄養環境により代謝関連遺伝子のDNAメチル化，ヒストン修飾などが個体ごとに調節され，その後維持されることで遺伝子発現量に個体差が生じた結果，成人期の肥満や生活習慣病の罹患性に影響を与えると考えられる。一方，最近，母親だけでなく父親の栄養環境が子供の生活習慣病の罹患性に影響する可能性についても示唆されている。以下，親の栄養環境が関連遺伝子のエピジェネティクス制御を介して糖尿病などの代謝疾患の罹患性に影響を与える可能性について概説する。

1) 膵臓β細胞に対する影響

　Pdx1はホメオボックス型転写調節因子であり，膵臓の発生とβ細胞の分化に重要である。動物実験でPdx1の発現量を低下させると2型糖尿病が発症する。この*Pdx1*遺伝子はDNAメチル化およびヒストン修飾によるエピゲノム変化による制御を受けることが示された。妊娠中の母獣を低栄養にする

と子宮内発育遅延（intra-uterine growth retardation：IUGR）となり，産仔が成長後，糖尿病を含む生活習慣病を発症しやすいことが示されている[10]。このIUGRのモデル動物の膵臓β細胞では，コントロール群に比べて，*Pdx1*遺伝子プロモーターのDNAメチル化が顕著に増加し，同時にPdx1の発現量は低下していた。さらにそのプロモーターにはDNAメチル化酵素であるDnmt1およびDnmt3aがリクルートされていた（図6-12）。また，クロマチン免疫沈降実験により*Pdx1*遺伝子プロモーターでは活性型ヒストン修飾であるヒストンH3, H4のアセチル化およびヒストンH3K4（4番目のリジン残基）のトリメチル化が低下し，また転写抑制型ヒストン修飾であるヒストンH3K9（9番目のリジン残基）のジメチル化が増加していた。このように，IUGRにより*Pdx1*遺伝子プロモーターのクロマチン構造が転写抑制型となる

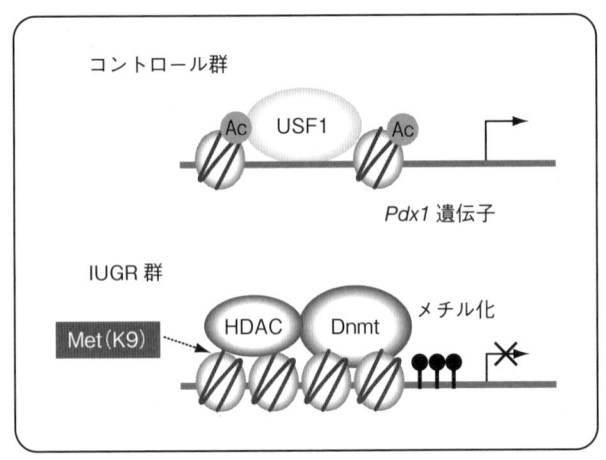

図6-12　β細胞における*Pdx1*遺伝子のエピゲノム発現制御
コントロール群の膵臓β細胞では，*Pdx1*遺伝子プロモーターでヒストンがアセチル化され，活性型のクロマチン構造をとっており，転写因子USF1が結合し，遺伝子の転写を活発にしている。IUGR群の膵臓β細胞では，プロモーター上にDnmt1およびDnmt3aがリクルートされDNAがメチル化される。またHDAC1やSin3Aがリクルートされヒストンは脱アセチル化され，ヒストンH3K9がジメチル化される不活性型のクロマチン構造となる。その結果，IUGR群では*Pdx1*遺伝子の発現が低下する。

ために転写不活性となり，Pdx1の発現低下，さらには2型糖尿病の発症に至ることが報告されている（図6-12）[10]。一方，他の研究グループがIUGRモデルラットの膵臓のDNAメチル化の網羅的な解析を行っている。この報告によると，IUGRによりDNAメチル化変化が観察されたのは主に遺伝子間の領域（intergenic region）であり，いくつかの遺伝子でDNAメチル化変化とその遺伝子発現が逆相関していた。DNAメチル化（特にプロモーター領域）により，遺伝子発現は抑制される（メチル化と遺伝子発現が逆相関する）ため，IUGR群で観察されたDNAメチル化変化により遺伝子発現変化が生じている可能性がある。大きな変化が観察された遺伝子は*Fgfr1*（fibroblast growth factor receptor 1），*Gch1*（GTP cyclo hydrolase 1），*Vgf*（vascular growth factor nerve growth factor inducible）などであり，これらの遺伝子発現変化とβ細胞の機能低下の因果関係については今後の研究が必要である[11]。

上述のように，母親の栄養環境が子供の成長後の糖尿病の罹患性に影響を与える可能性についてはこれまで多く論じられてきた。一方，最近，父親の栄養環境も子供の糖尿病の罹患性に影響を与えうることを示唆するデータが報告された[12]。すなわち，交配前の雄ラットに高脂肪食を負荷すると，その雌性の仔において膵臓のβ細胞のインターロイキン13受容体α2遺伝子のDNAメチル化が低下し，その遺伝子発現の増加が観察され，同時にインスリン分泌が低下し糖代謝能が悪化するというものである[12]。さらに動物実験に加えて，父親由来のエピジェネティックな影響を示唆する疫学調査が報告されている。すなわち，1890〜1920年にスウェーデンで誕生した300人についての調査であるが，作物の収穫記録から思春期に摂取した食物量を推定し，父方の祖父の食事量が多いと孫が糖尿病に罹患しやすく，父親が飢饉を経験していると子供が心臓病に罹患しやすいとの結果である。母親の場合は，胎児あるいは新生児の遺伝子に対する栄養環境の直接的な影響であると想定されるが，父親の場合は生殖系列に生じたエピゲノム変化が子孫に受け継がれる可能性が示唆される。しかしながら，具体的にどのようなメカニズムによりこのような現象が引き起こされるかについては今後の検討が必要である。

2）骨格筋 *PGC1α* 遺伝子のDNAメチル化，エピジェネティクス制御

　2型糖尿病におけるインスリン抵抗性の原因のひとつとして，骨格筋におけるミトコンドリアの機能低下が関連する可能性が示唆されている。2項で述べたようにPGC1（PPARγ coactivator 1，PGC1αおよびPGC1β）は骨格筋におけるミトコンドリアの生合成に重要な役割を担う因子（転写共役因子）であるが，*PGC1α*遺伝子のエピジェネティックな発現調節に関して，いくつか報告されている。*PGC1α*遺伝子の発現は，骨格筋において加齢と共に低下し，肥満者や肥満マウスにおいて抑制される。骨格筋のバイオプシーにより，健常人のサンプルと比較して，糖尿病患者では*PGC1α*遺伝子プロモーターのDNAメチル化が増加しており，PGC1αのmRNAは低下し，ミトコンドリア量およびミトコンドリアを特徴づける遺伝子群の発現も低下していた。通常DNAメチル化はシトシン，グアニンと続くCpGの配列のシトシン塩基に生じるが，興味深いことに*PGC1α*遺伝子プロモーターではCpG以外（non-CpG）の配列のシトシンにメチル化が生じるというデータが示されている[13]。TNF-αや遊離脂肪酸は骨格筋細胞にインスリン抵抗性を引き起こすことが知られるが，ヒト骨格筋初代培養細胞にTNF-αや遊離脂肪酸（パルミチン酸，オレイン酸）を添加するとPGC1αプロモーターのnon-CpG配列のDNAメチル化が増加し，PGC1αの発現が低下した。さらに，DNAメチル化酵素であるDnmt3bのノックダウンにより，パルミチン酸によって増加するDNAメチル化が抑制された[13]。また最近，ゲノムDNAのみならずミトコンドリアDNAがDNAメチル化を受けるという報告がなされており，DNAメチル化とミトコンドリア機能との関連の解明が今後の課題とされている。

　一方，カロリー制限などによるSirt1（脱アセチル化酵素）の活性化はPGC1αタンパク質を脱アセチル化し，PGC1αの活性化に重要な役割を果たすことが報告されている。また，ヒストンH3K9脱メチル化酵素（活性型クロマチンを形成する）のJhdm2a欠損マウスはミトコンドリアでのエネルギー消費にかかわる遺伝子発現が低下し，肥満を発症し，血中のインスリンや中性脂肪，コレステロール含量が高く，代謝疾患の特徴を有することが報告さ

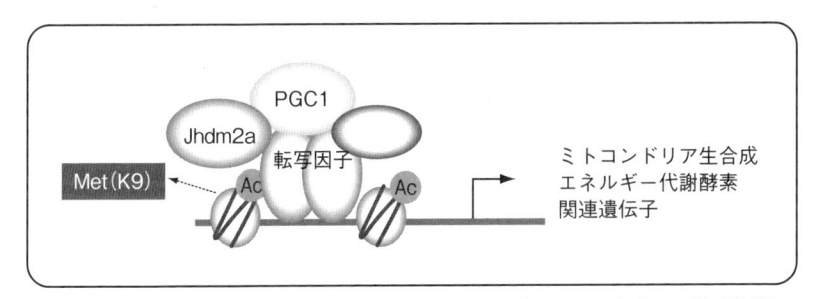

図 6-13 エネルギー代謝に重要な PGC1αを介したエピゲノム発現制御
　2型糖尿病患者の骨格筋では，健常人と比較して *PGC1α* 遺伝子プロモーターの DNA メチル化が亢進されており，PGC1αおよびミトコンドリア機能に重要ないくつかの遺伝子発現が低下している。ヒストン H3K9 脱メチル化酵素（活性型クロマチンを形成する）の Jhdm2a と PGC1α および転写因子複合体が形成され，エネルギー代謝に重要な遺伝子の発現調節がなされると考えられる。PGC1αは骨格筋以外でも肝臓における糖新生，褐色脂肪組織での熱産生など，いくつかの臓器でエネルギー代謝の遺伝子活性化に役割を担っている。PGC1 のような総合的な代謝調節因子のエピジェネティック制御の異常は糖尿病を含む代謝疾患と密接に結びつくことが示唆される。

れているが，この現象は PPAR/PGC1α/Jhdm2a 複合体が形成されないため，熱産生に重要な UCP1 の発現が誘導されないことによるとされている（図6-13）[14]。PGC1αは骨格筋以外でも肝臓における糖新生，褐色脂肪組織での熱産生など，いくつかの臓器でエネルギー代謝の遺伝子活性化に役割を担っている。PGC1 のような総合的な代謝調節因子のエピジェネティック制御の異常は代謝疾患と密接に結びつくことが示唆される。

3）その他の遺伝子（炎症性サイトカイン，PPARγ，Glut4）のDNAメチル化，エピジェネティクス制御

　糖尿病病態におけるエピジェネティクス制御の分子機構に関して最近複数の報告がある。例えば，2型糖尿病モデルである *db/db* マウス血管平滑筋細胞では，炎症性サイトカイン遺伝子プロモーター領域のヒストンH3の9番目リジン残基の低メチル化が炎症性サイトカインの持続的な発現増加に関与する[15]。

　PPARγは核内受容体型転写因子であり，脂肪細胞の分化を促進する。PPARγは糖尿病治療薬であるチアゾリジン誘導体により特異的に転写活性化されることが知られている。このPPARγ遺伝子のプロモーターはDNA

メチル化制御を受けるようである。遺伝性糖尿病モデル動物である*db/db*マウス，食餌誘導性肥満マウスの内臓脂肪でPPARγプロモーターのDNAメチル化がコントロール群に比べ増加し，発現が低下していた[16]。

また，成獣期の骨格筋では糖輸送担体Glut4の低発現を示す雌性IUGRラットにおいて，*Glut4*遺伝子のプロモーター領域のヒストンH3は新生仔期に低アセチル化および高メチル化状態にあり，成獣になってもこれが維持されることが報告されている[17]。

さらに著者らは肝臓の脂質代謝にかかわる遺伝子のうち，グリセロール3リン酸にアシル基を導入する脂肪合成の律速酵素GPAT1がDNAメチル化による制御を受け，栄養環境によってDNAメチル化状態が変動しうることを見いだしている。

5．おわりに

"太りやすい""生活習慣病になりやすい"体質の獲得に，胎児期〜新生児期の栄養環境による代謝関連遺伝子のエピジェネティクス制御が影響を与えることが明らかとなりつつある。さまざまな組織において，代謝疾患の発症に重要な遺伝子がDNAメチル化やヒストンアセチル化・メチル化などのエピゲノム修飾を受けていることが明らかになっている。エピゲノム修飾は塩基配列の変化を伴わない可逆的な状態であり，可塑性を有するものである。DNAメチル化やヒストン脱アセチル化酵素の阻害剤は抗腫瘍薬としての開発が進められており，代謝疾患を含む生活習慣病分野においても将来的に臨床治療への応用が期待されるものである。栄養環境によるエピジェネティクス制御の分子機構が明らかになることにより，好ましいDNAメチル化状態を適切な遺伝子にもたらすことを指標にした新たな創薬および疾患予防法の確立につながることを期待したい。

文 献

1) 亀井康富, 小川佳宏:メタボリックシンドロームと転写調節. アディポサイエンス, 2008;5;43-49.
2) 三浦進司, 江崎 治:運動療法の生活習慣病予防分子機序. 生活習慣病がわかる, 羊土社, 2005, p.p.105-109.
3) Wu S. C. and Zhang Y.:Active DNA demethylation: many roads lead to Rome. Nat Rev Mol Cell Biol, 2010;11;607-620.
4) Jiricny J. and Menigatti M.:DNA Cytosine demethylation: are we getting close? Cell, 2008;135;1167-1169.
5) Kim M. S., Kondo T., Takada I. et al.:DNA demethylation in hormone-induced transcriptional derepression. Nature, 2009;461;1007-1012.
6) 西村尚子:ここまでわかった, がんと慢性炎症. Nature 日本語版 FOCUS, 2010年9月9日号.
7) Koza R. A., Nikonova L., Hogan J. et al.:Changes in gene expression foreshadow diet-induced obesity in genetically identical mice. PLoS Genet, 2006;2;e81.
8) Kamei Y., Suganami T., Ehara T. et al.:Increased expression of DNA methyltransferase 3a in obese adipose tissue: studies with transgenic mice overexpressing Dnmt3a. Obesity, 2010;18;314-321.
9) Wolff G. L., Kodell R. L., Moore S. R. et al.:Maternal epigenetics and methyl supplements affect agouti gene expression in Avy/a mice. FASEB J, 1998;12;949-957.
10) Park J. H., Stoffers D. A., Nicholls R. D. et al.:Development of type 2 diabetes following intrauterine growth retardation in rats is associated with progressive epigenetic silencing of Pdx1. J Clin Invest, 2008;118;2316-2324.
11) Thompson R. F., Fazzari M. J., Niu H. et al.:Experimental intrauterine growth restriction induces alterations in DNA methylation and gene expression in pancreatic islets of rats. J Biol Chem, 2010;285;15111-15118.
12) Ng S. F., Lin R. C., Laybutt D. R. et al.:Chronic high-fat diet in fathers programs β-cell dysfunction in female rat offspring. Nature, 2010;467;963-966.
13) Barrès R., Osler M. E., Yan J. et al.:Non-CpG methylation of the PGC-1alpha promoter through DNMT3B controls mitochondrial density. Cell Metab, 2009;10;189-198.

14) Inagaki T., Tachibana M., Magoori K. et al.：Obesity and metabolic syndrome in histone demethylase JHDM2a-deficient mice. Genes Cells, 2009；14；991-1001.
15) Villeneuve L. M., Reddy M. A., Lanting L. L. et al.：Epigenetic histone H3 lysine 9 methylation in metabolic memory and inflammatory phenotype of vascular smooth muscle cells in diabetes. Proc Natl Acad Sci USA, 2008；105；9047-9052.
16) Fujiki K., Kano F., Shiota K. et al.：Expression of the peroxisome proliferator activated receptor gamma gene is repressed by DNA methylation in visceral adipose tissue of mouse models of diabetes. BMC Biol, 2009；7；38.
17) Raychaudhuri N., Raychaudhuri S., Thamotharan M. et al.：Histone Code Modifications Repress Glucose Transporter 4 Expression in the Intrauterine Growth-restricted Offspring. J Biol Chem, 2008；283；13611-13626.

参考文献

1) 林　淳三（編著）：改訂基礎栄養学，建帛社，2010.
2) 医療情報科学研究所（編）：病気がみえる vol.3 糖尿病・代謝・内分泌，MEDIC MEDIA，2008.
3) 春日雅人（編）：わかる実験医学シリーズ 生活習慣病がわかる，羊土社，2005.
4) 佐々木裕之（編）：エピジェネティクス，シュプリンガーフェアラーク東京，2004.
5) 中尾光善（編）：世代を超えて伝わる代謝エピジェネティクス．実験医学，2011；29.

索引

欧文

agouti A^{vy} マウス …… 68
Barker, David …… 92
Barker説 …… 80
Bax …… 99
co-activator …… 18
co-repressor …… 18
CpG …… 42
　——アイランド …… 48, 50
　——配列 …… 117
CTCF …… 66
developmental origins of health and disease …… 127
　——説 …… 94
DNA methyltransferase 1 …… 99
DNAグリコシラーゼ …… 119
DNA結合領域 …… 14
DNAメチル化 …… 38, 39, 40, 41, 77, 111
　——プロフィール …… 51, 52
DNAメチル基転移酵素 …… 42
DNAメチルトランスフェラーゼ …… 117
Dnmt1 …… 43, 99, 119
Dnmt3a …… 43, 117
Dnmt3b …… 43, 117
Dnmt3L …… 119
DOHaD …… 94, 127
ES細胞 …… 55
FAD …… 70
glucocorticoid receptor …… 104
GR …… 104
Grb10 …… 125
H2B K120モノユビキチン化 …… 34
H2B S112 O-GlcNAc化 …… 34
11β HSD …… 104
H3K9 …… 85, 86, 87
high gainer …… 124
11β hydroxysteroid dehydrogenase type II …… 104
Ifg2 …… 125
Igf2r …… 125
intergenic region …… 129
iPS細胞 …… 55, 64
IUGR …… 128
Jhdm2a …… 130
low gainer …… 124
LSD1 …… 70
Mest …… 124
mismatch …… 95
NAD^+ …… 69
NCD …… 92
non communicable disease …… 92
OGT …… 29
One carbon metabolism …… 101, 102
p53 …… 98
　——-MDM complex …… 99
p57Kip2 …… 125
PGC1α …… 69, 116, 130
PGC1β …… 130

PPARα 103, 104
PPARγ 80, 83, 104, 131
PTM 23
SAM 125
Sirt1 .... 69, 130
small RNA 16
T-DMR 47
TET 120
tissue dependent differentially
　methylated region 47
UCP1 131
UDP-GlcNAc 29
X染色体不活化 47

和文

あ

アセチル化 20, 117
アポトーシス 98
アポリポタンパク質 66
α-ケトグルタル酸 72
アンギオテンシンⅡ 102

い

維持メチル化 119
一卵性双生児 67
遺伝 64
　──性素因 76
遺伝子サイレンシング 78
インスリン抵抗性 102, 115
インプリンティング 46
　──遺伝子 117
インプリント現象 101, 103

え

栄養過剰 71
栄養環境 132
栄養飢餓 69
疫学調査 127
エネルギー利用 79
エピゲノタイプ 69
エピゲノム 63, 75, 77
　──解析 59, 81
　──型 68
　──修飾異常 85
エピジェネティクス 1, 26
　──制御 11
エピジェネティックメモリー 69
エピ変異原 58
炎症性サイトカイン 131
エンハンサー 65

お

オランダ飢饉 80
オランダの冬の飢餓事件 94

か

核内受容体 2, 11
カスパーゼ-3 99
可塑性 132
褐色脂肪組織 131
カロテノイド 7
カロテン 4
カロリー制限 130
がん 63, 123
　──抑制遺伝子 124
環境 80
　──要因 76

乾癬 10

き

キノコ 9
急性骨髄性白血病 7
共役転写活性因子 18
共役転写抑制因子 18
虚血性心疾患 94
魚類 9
キロミクロン 6
　──レムナント 6

く

グルコース 29
グルココルチコイド受容体 ... 103, 104
くる病 9
クローン動物 54
クロストーク機構 24
クロマチン 63
　──インスレーター 65
　──構造変化 75
　──免疫沈降実験 128
　──ループ 65

け・こ

ゲノムインプリンティング 124
コアレストン 45
高グルココルチコイド血症 106
高血圧 94
個体差 67
骨格筋 115
骨代謝改善剤 10
骨軟化症 10
コリン 126
コルサコフ氏症候群 103

コレステロール 8

さ

催奇形性試験 7
再生 64
細胞質レチノール結合タンパク質 ... 6
細胞の記憶システム 79
細胞分化誘導作用 2
三大栄養素 113

し

子宮内栄養 115
子宮内発育遅延 128
脂質 113
　──異常症 94
次世代シーケンサー 81
シトシン塩基 117
脂肪細胞分化 80, 83
修飾パターン 24
少産少死 108
脂溶性ビタミンA 1, 2
脂溶性ビタミンD 1, 2
神経発達異常 94
人工多能性幹細胞 55, 64
腎臓糸球体数 96

す・せ

11β水酸化ステロイド脱水素酵素Ⅱ
　.. 108
生活習慣病 63, 75, 92, 111
　──胎児期発症説 92
成人病 92
　──胎児期発症説 92
生体内応答 1
成長障害 11

索引

染色体構造調節 ………………… 21
　──因子 …………………… 21
染色体の状態を示すマーカー … 24

た

体質 ……………………… 67, 88
胎児プログラミング仮説 ……… 80
代謝疾患 ………………………… 111
代謝調節 …………………………… 1
代謝物 …………………………… 71
代謝メモリー …………………… 69
脱アセチル化 …………………… 20
脱メチル化 ……………………… 23
　──酵素 …………………… 86
炭水化物 ……………………… 113
単糖付加 ………………………… 31
タンパク質 …………………… 113
　──GlcNAc化 ……………… 29

ち

父親の栄養環境 ……………… 127
中性脂肪 ……………………… 116

て

低出生体重児 …………… 69, 108
転写開始複合体 ………………… 16
転写共役因子 ……………… 15, 130
転写仲介因子 …………………… 16

と

糖尿病 ………………………… 111
動脈硬化 ……………………… 112
トラニルシプロミン …………… 71

な 行

内臓脂肪型肥満 ……………… 112
2型糖尿病 …………………… 94
日照量 …………………………… 9
ヌクレオソーム …………… 20, 77
　──構造 …………………… 78
脳梗塞 ………………………… 94

は

胚性幹細胞 ……………………… 55
発生 ……………………………… 63

ひ

ヒストン ………………………… 38
　──GlcNAc ………………… 34
　──栄養マーカー …………… 34
　──オクタマー ……………… 31
　──コード ……………… 26, 31
　──コード仮説 ……………… 23
　──修飾 ……… 39, 40, 41, 77, 78
　──修飾酵素遺伝子 ………… 84
　──脱メチル化異常 ………… 75
　──脱メチル化酵素 ………… 88
　──タンパク質修飾 ………… 23
　──テール …………………… 45
　──メチル化 ………………… 78
　──メチル化酵素 …………… 88
ビタミンB_1 ………………… 103
ビタミンB_6 ………………… 103
ビタミンB_{12} ……… 101, 103, 126
5-ヒドロキシメチルシトシン … 120
肥満 ……………… 75, 85, 87, 112
ピロリ菌 ……………………… 123

ふ・へ・ほ

複合体 ……………………………… *18*
ブレンナー説 ……………………… *96*
プロモーター ……………………… *65*
β酸化 ……………………………… *116*
ヘテロクロマチン ………………… *38*
本態性高血圧 ………………… *94, 96*
翻訳後修飾 ………………………… *23*

ま 行

慢性炎症病変 ……………………… *123*
ミスマッチ ………………………… *95*
ミトコンドリア …………………… *130*
メタボリック症候群 ……………… *94*
メタボリックシンドローム …… *94, 111*
メチオニン ………………………… *126*
メチル化 ……………………… *23, 117*
　──DNA ………………………… *26*

や 行

ユークロマチン …………………… *38*
葉酸 …………………… *101, 103, 126*

り

リガンド応答配列 ………………… *16*
リガンド結合領域 ………………… *14*
リガンド誘導性転写制御因子 …… *11*
領域構造 …………………………… *14*
臨床治療 …………………………… *132*

れ

レチノイド ………………………… *2*
レチノイン酸結合タンパク質 …… *6*
レチノイン酸受容体 ……………… *6*
レチノール結合タンパク質 ……… *6*

ろ

老化 ………………………………… *63*

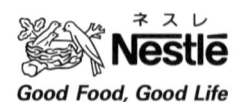

ネスレ栄養科学会議

　ネスレは1993年以来，ネスレ科学振興会および乳酸菌応用研究会の活動を通じて，日本の栄養科学の振興に貢献してまいりました．2005年からは，これら2つの会の活動を統合し，ネスレ栄養科学会議と名称を改めました．

　ネスレ栄養科学会議は，ネスレの研究開発部門がスポンサーとなっている独立した団体であり，日本の著名な大学教授4名およびネスレからの4名を併せ，計8名の理事が理事会を構成しています．

　ネスレ栄養科学会議の目的は，日本の大学・研究所における栄養科学研究を振興するとともに，科学情報の伝搬に貢献することです．このゴールを目指して，ネスレ栄養科学会議は，次の4分野で活動を行っています．

(1) 栄養科学関連研究者への助成．学術委員会による厳正な審査のもと，毎年，8件の研究に対して助成を行っています．研究助成は公募であり，研究活動を日本で行うすべての研究者に対して開かれています．

(2) 卓越した栄養研究の振興．ネスレ栄養科学会議は，毎年，優秀な論文を発表した若手研究者に対し，栄養科学への貢献を賞して，論文賞を贈っています．

(3) 公開講演会の開催．ネスレ栄養科学会議は，国内外の著名な研究者を招き，最新の研究を紹介する講演会を，日本栄養・食糧学会大会にて開催しています．さらに，秋にも毎年，栄養に関連したシンポジウムを開催しています．

(4) ネスレ栄養科学会議は，研究助成者による成果報告ならびに栄養学の分野の科学レビューを出版しています。

ネスレ栄養科学会議理事会役員

理事長　　阿部啓子　東京大学大学院特任教授
副理事長　ピーター・バン　ブラーデレン
　　　　　　ネスレリサーチセンター（スイス・ローザンヌ）所長
理事　　　森谷敏夫　京都大学大学院人間・環境学研究科教授
理事　　　武田英二
　　　　　　徳島大学大学院ヘルスバイオサイエンス研究部教授
理事　　　小川佳宏　東京医科歯科大学大学院医歯学総合研究科教授
理事　　　トーマス・ハウザー
　　　　　　ネスレ日本株式会社専務取締役生産本部長
理事　　　ファブリツィオ・アリゴニ
　　　　　　ネスレリサーチ東京　所長
理事　　　中島昭広
　　　　　　ネスレ日本株式会社　ネスレ ヘルスサイエンス カンパニー　カンパニープレジデント

ネスレ栄養科学会議事務局

事務局長　町田千恵子
〒140-0002 東京都品川区東品川 2-2-20　大土洲郵船ビル
TEL：03 5769-6214　FAX：03-5769-6291
ホームページ：http://j.nestle.co.jp/science/

〔著者紹介〕（執筆順）

小川　佳宏（おがわ　よしひろ），はしがき，第6章
　　東京医科歯科大学大学院医歯学総合研究科教授
　　医学博士

加藤　茂明（かとう　しげあき），第1章
　　東京大学分子細胞生物学研究所教授
　　農学博士

塩田　邦郎（しおた　くにお），第2章
　　東京大学大学院農学生命科学研究科教授
　　農学博士

中尾　光善（なかお　みつよし），第3章
　　熊本大学発生医学研究所教授
　　医学博士

酒井　寿郎（さかい　じゅろう），第4章
　　東京大学先端科学技術研究センター教授
　　医学博士

福岡　秀興（ふくおか　ひでおき），第5章
　　早稲田大学総合研究機構研究院教授
　　医学博士

栄養とエピジェネティクス
― 食による身体変化と生活習慣病の分子機構 ―

2012年（平成24年）4月10日　初版発行

監　修　　ネスレ栄養科学会議

発行者　　筑　紫　恒　男

発行所　　株式会社　建帛社
　　　　　KENPAKUSHA

〒112-0011　東京都文京区千石4丁目2番15号
　　　　　TEL（03）3944-2611
　　　　　FAX（03）3946-1377
　　　　　http://www.kenpakusha.co.jp/

ISBN 978-4-7679-6166-8　C3047　　　プロシード／常川製本
©ネスレ栄養科学会議，2012　　　　　Printed in Japan
（定価はカバーに表示してあります）

本書の複製権・翻訳権・上映権・公衆送信権等は株式会社建帛社が保有します。

JCOPY 〈(社)出版者著作権管理機構　委託出版物〉

本書の無断複写は著作権法上での例外を除き禁じられています。複写される場合は，そのつど事前に，(社)出版者著作権管理機構（TEL 03-3513-6969,FAX 03-3513-6979，e-mail : info@jcopy.or.jp）の許諾を得て下さい。